Prof. Dr. Boris Bigalke

Einstieg in Akupunktur, Moxibustion, Akupressur

AF280375

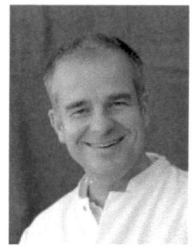

Prof. Dr. med. Boris Bigalke arbeitet als Oberarzt und Leiter der DGK Qualifizierungsstätte KardioMRT am Deutschen Herzzentrum der Charité (DHZC), Campus Benjamin Franklin, Klinik für Kardiologie, Angiologie und Intensivmedizin. Zudem ist er in Traditioneller Chinesischer Medizin (TCM), Traditioneller Tibetischer Medizin (TTM) und Yoga-Bewegungslehre ausgebildet. Prof. Bigalke ist Facharzt für Innere Medizin und verfügt über die Schwerpunkt- bzw. Zusatzbezeichnungen, Kardiologie, Akupunktur, Ernährungsmedizin DAEM/DGEM®, fachgebundene Magnetresonanztomographie.

Nach seinem Humanmedizinstudium an der Freien Universität Berlin, setzte er seine wissenschaftliche und klinische Karriere an der Eberhard-Karls-Universität Tübingen fort. Weiterbildungen führten ihn in die Chirurgie am LIJ Medical Center, Albert Einstein College of Medicine, New York, USA, in die TCM am WHO Collaborating Center, Peking, China und in die TTM am Qusar Tibetan Healing Centre, Dharamsala, Himachal Pradesh, Indien.

In einem langjährigen Forschungsaufenthalt arbeitete er zudem am King's College London, Division of Imaging Sciences and Biomedical Engineering London als Assistant Professor/Honorary Lecturer.

Weiterhin hat er berufsbegleitend einen Master of Business Administration (MBA) Healthcare Management am Magna Carta College, in Oxford, UK und einen Master of Laws (LL.M.) mit Schwerpunkt Medizinrecht an der Dresden International University absolviert. Er ist Associate Editor im Fachjournal „ESC Heart Failure" und Reviewer in verschiedenen medizinischen Fachzeitschriften und Autor von mehr als 130 wissenschaftlichen Peer-reviewed Publikationen.

Prof. Bigalke wurde in FOCUS-Gesundheit 2021 in der Kategorie Kardiologische Sportmedizin, 2023 und 2024 in Folge in den Kategorien Bluthochdruck und Ernährungsmedizin zum Top-Mediziner Deutschlands gewählt.

Umschlagfoto und Gestaltung: © Prof. Dr. Boris Bigalke
Autorenfoto: © Prof. Dr. Boris Bigalke
Abbildungen 1-32: © Prof. Dr. Boris Bigalke

Prof. Dr. Boris Bigalke

Einstieg in Akupunktur, Moxibustion, Akupressur:

28 Kardinalpunkte der 14 Meridiane

Haftungsausschluss:

Die Darstellung des Buchinhaltes erfolgte nach bestem Wissen und gewissenhaft und entspricht dem aktuellen Stand der Wissenschaft. Die hier dargestellten Inhalte dienen ausschließlich der neutralen Information und allgemeinen Weiterbildung. Sie stellen keine Empfehlung oder Bewerbung der beschriebenen oder erwähnten diagnostischen Methoden, Behandlungen oder Arzneimittel dar. Die enthaltenen Anleitungen, Übungen und Tipps werden durch Profis angewendet und richten sich an Personen medizinischer Fachberufe und Ärzte, die sich für Traditionelle Chinesische Medizin (TCM) interessieren, basieren lediglich auf der eigenen Meinung und sind nicht zum Nachmachen bestimmt. Der Inhalt des Buches erhebt weder einen Anspruch auf Vollständigkeit noch kann die Aktualität, Richtigkeit und Ausgewogenheit der dargebotenen Informationen garantiert werden. Der Inhalt des Buches ersetzt keinesfalls die fachliche Beratung durch einen Arzt, Apotheker, Physiotherapeuten und/oder lizenzierten Fitnesstrainer, und er darf nicht als Grundlage zur eigenständigen Diagnose und Beginn, Änderung oder Beendigung einer Behandlung von Krankheiten verwendet werden. Konsultieren Sie bei gesundheitlichen Fragen oder Beschwerden immer den Arzt Ihres Vertrauens! Der Autor übernimmt keine Haftung für Unannehmlichkeiten oder Schäden, die sich aus der Anwendung der hier dargestellten Informationen ergeben. Anwendung sollte nur durch einen zertifizierten TCM- Therapeuten erfolgen. Aufgrund der besseren Lesbarkeit wurde auf eine geschlechtsneutrale Formulierung verzichtet. Sämtliche männliche Schreibweisen beziehen sich gleichermaßen auf alle Geschlechter.

Bibliografische Information der Deutschen Nationalbibliothek:
Die Deutsche Nationalbibliothek verzeichnet diese
Publikation in der Deutschen Nationalbibliografie;
detaillierte bibliografische Daten sind im Internet
über http://dnb.dnb.de abrufbar.

Die automatisierte Analyse des Werkes, um daraus
Informationen insbesondere über Muster, Trends und
Korrelationen gemäß §44b UrhG („Text und Data Mining")
zu gewinnen, ist untersagt.

Verlag:
BoD · Books on Demand GmbH, In de Tarpen 42, 22848 Norderstedt, bod@bod.de
Druck:
Libri Plureos GmbH, Friedensallee 273, 22763 Hamburg
ISBN: 978-3-7693-2406-8

Für medizinische Fachberufe und Ärzte, die sich für Traditionelle Chinesische Medizin (TCM) interessieren!

Inhaltsverzeichnis

Einleitung

Historischer Hintergrund

Neben der Kräutermedizin und der Diätetik ist eine wichtige Säule der **Traditionell Chinesischen Medizin (TCM)** die **Akupunktur.** Erste Hinweise auf Akupunktur finden sich bereits in **prähistorischen Zeiten** (ca. 6000–3000 v. Chr.). Archäologische Funde deuten darauf hin, dass frühe Menschen spitze Steine, sogenannte **Bian-Steine**, zur Behandlung von Schmerzen oder Krankheiten nutzten.[1] Diese Steine gelten als Vorläufer der modernen Akupunkturnadeln. Es wird vermutet, dass die Praxis ursprünglich aus der Beobachtung heraus entstand, dass Verletzungen oder Druck auf bestimmte Körperstellen Schmerzen lindern konnten. Die ersten schriftlichen Hinweise auf Akupunktur stammen aus der **Shang-Dynastie** (1600–1046 v. Chr.), wo Knochenschnitzereien und **Orakelknochen** mit Hinweisen auf Heilmethoden gefunden wurden.[2] **Bronze-Modelle** aus der Zeit der **Zhou-Dynastie** (1046–256 v. Chr.) zeigen die ersten Darstellungen von **Meridianen** (den Leitungsbahnen) und **Akupunkturpunkten.**[3] Das Konzept von **Qi** und die Vorstellung, dass Gesundheit durch einen ungehinderten Energiefluss aufrechterhalten wird, begann sich in dieser Zeit zu entwickeln. Das bedeutendste medizinische Werk der chinesischen Geschichte, das **"Huangdi Neijing"** (*Der Klassiker des Gelben Kaisers über Innere Medizin*), ist die erste umfassende Abhandlung über die Prinzipien der Akupunktur.[4] Es beschreibt detailliert die Meridiane, Akupunkturpunkte und die grundlegenden **Theorien von Yin und Yang sowie die fünf Elemente: Holz, Feuer, Erde, Metall und Wasser.** Dieses Werk legt auch den Grundstein für die Beziehung zwischen spezifischen Punkten, Organen und Krankheiten.

Akupunktur in der Neuzeit

Die **Ming-Dynastie** (1368–1644) gilt als goldene Ära der Akupunktur. In dieser Zeit wurden umfassende Lehrwerke wie der **Zhen Jiu Da Cheng** (*Große Abhandlung über Akupunktur und Moxibustion*) von **Yang Jizhou** verfasst.[5] Viele der heute bekannten Akupunkturpunkte und -techniken wurden in dieser Periode detailliert beschrieben.

Jesuitenmissionare brachten erste Berichte über Akupunktur nach Europa. Einer der ersten westlichen Texte zur Akupunktur stammt von Dr. **Willem Ten Rhyne**, einem niederländischen Arzt, der Japan im 17. Jahrhundert besuchte.[6]

Die moderne Popularisierung der Akupunktur begann in den 1970er-Jahren, als ein US-Journalist namens **James Reston** nach einer Operation in China erfolgreich mit Akupunktur gegen Schmerzen behandelt wurde.[6] Sein Bericht weckte weltweites Interesse. Die **Weltgesundheitsorganisation (WHO)** führt aus: „Die traditionelle und komplementäre Medizin ist eine wichtige und oft unterschätzte Gesundheitsressource mit vielen Anwendungsmöglichkeiten, insbesondere bei der Prävention und Behandlung von lebensstilbedingten chronischen Krankheiten und bei der Erfüllung der Gesundheitsbedürfnisse der alternden Bevölkerung."[7] In dem WHO Global Report von 2019 wird insbesondere auf die zahlreichen Indikationen von Akupunktur eingegangen; bereits seit 1979 ist sie von der WHO als Behandlungsmethode bei 43 Erkrankungen anerkannt.[8]

Anwendungsbereiche

Die Akupunktur wird somit für eine Vielzahl von Gesundheitszuständen eingesetzt, einschließlich Schmerzlinderung, Stressabbau, Bewältigung von Prüfungsängsten, Verbesserung der Verdauung, Förderung des Schlafs, Unterstützung des Immunsystems und Behandlung von Suchterkrankungen (z.B. zur Alkohol- und Rauchentwöhnung). Sie kann auch als ergänzende Therapie in Verbindung mit konventioneller medizinischer Behandlung eingesetzt werden. Die Wirksamkeit der Akupunktur wurde in zahlreichen wissenschaftlichen Studien untersucht, und es gibt Beweise dafür, dass sie z.T. helfen kann.

Es ist jedoch wichtig zu beachten, dass die Akupunktur nicht für alle Erkrankungen geeignet ist, auch reagiert jeder Körper anders!

Das hat auch der **Gelbe Kaiser Huang Di** im Gespräch mit **Qi Bo** erkannt:

„**Huang Di:** Ich habe [Erläuterungen über] die Neun Nadeln von Ihnen erhalten und ich habe mich selbst über alle möglichen Vorgehensweisen informiert, als da sind Leiten und Ziehen, um das Qi [im Körper] in Bewegung zu setzen, Massage, Kauterisation, heiße Kompressen, Stechen, Feuer-Nadeln und die Einnahme von flüssigen Arzneien. Kann man sich da auf eine [dieser Vorgehensweisen] konzentrieren, oder muss man sie allesamt anwenden?

Qi Bo: Alle diese Vorgehensweisen sind Vorgehensweisen, die von einer Vielzahl von Menschen [angewendet werden]. Es ist unmöglich, dass ein einzelner Mensch sie allesamt anwenden könnte."[9]

Zuordnung zu Organen

Meridiane sind Energiebahnen für den **Energiefluss der Qi-Lebensenergie**. Die Zuordnung der Meridiane zu bestimmten Organen basiert auf der Beobachtung der funktionellen und energetischen Verbindungen im Körper. Jedes Organ (Zang-Fu) hat seinen eigenen Meridian, der seinen Namen trägt und seine energetische und funktionale Rolle widerspiegelt.[10]

Akupunktur

In der TCM wird durch das Einstechen von feinen Nadeln an spezifischen Punkten **(Hautwiderstandspunkten)** entlang von **12 Haupt- und 2 außerordentlichen Meridianen Akupunktur** durchgeführt.[11] Es werden allerdings neben den 2 wesentlichen außerordentlichen Meridianen auch noch weitere 6 Meridiane beschrieben, so dass insgesamt 8 außerordentliche Meridiane 奇经八脉 (Qí jīng bā mài) kategorisiert werden können, die über Kreuzungspunkte mit den anderen Meridianen in Verbindung stehen. Überdies gibt es noch Extrapunkte. Um dem Einführungscharakter dieses Büchleins gerecht zu werden, wird sich aber nur auf die 2 wesentlichen außerordentlichen Meridiane bezogen.
Mit der Akupunktur wird versucht, Gesundheit und Wohlbefinden zu fördern. Es gibt insgesamt **361 unterschiedliche Akupunkturpunkte**.[11]

Die Nadeln, die bei der Behandlung verwendet werden, sind **steril, dünnkalibrig und idealerweise silikonfrei,** um mögliche allergische Reaktionen zu vermeiden. Sie verbleiben maximal 20 Minuten an der Punktionsstelle. Während der Sitzung können leichte Empfindungen wie Druck, Kribbeln oder ein geringfügiges Stechen an den behandelten Akupunkturpunkten auftreten. In seltenen Fällen können sich kleine Blutergüsse (Hämatome) an den Einstichstellen bilden.

Während in der Schulmedizin Nadelanwendungen in der Praxis meistens seitlich bzw. diagonal erfolgen, ist das Setzen der Nadel in der TCM i.d.R. senkrecht. Der Autor dieses Buches hatte in seiner TCM-Ausbildung bei seiner ersten Anwendung von Akupunkturnadeln in Peking, China, zuerst mehrfach erfolgreich achtfach gefaltetes Zeitungspapier durchstechen müssen, im Übrigen eine ziemlich gute Simulation der menschlichen Haut, ohne dass dabei die Nadeln verbogen werden, bevor dann gestattet wurde, einen Patienten mit den Nadeln zu behandeln.

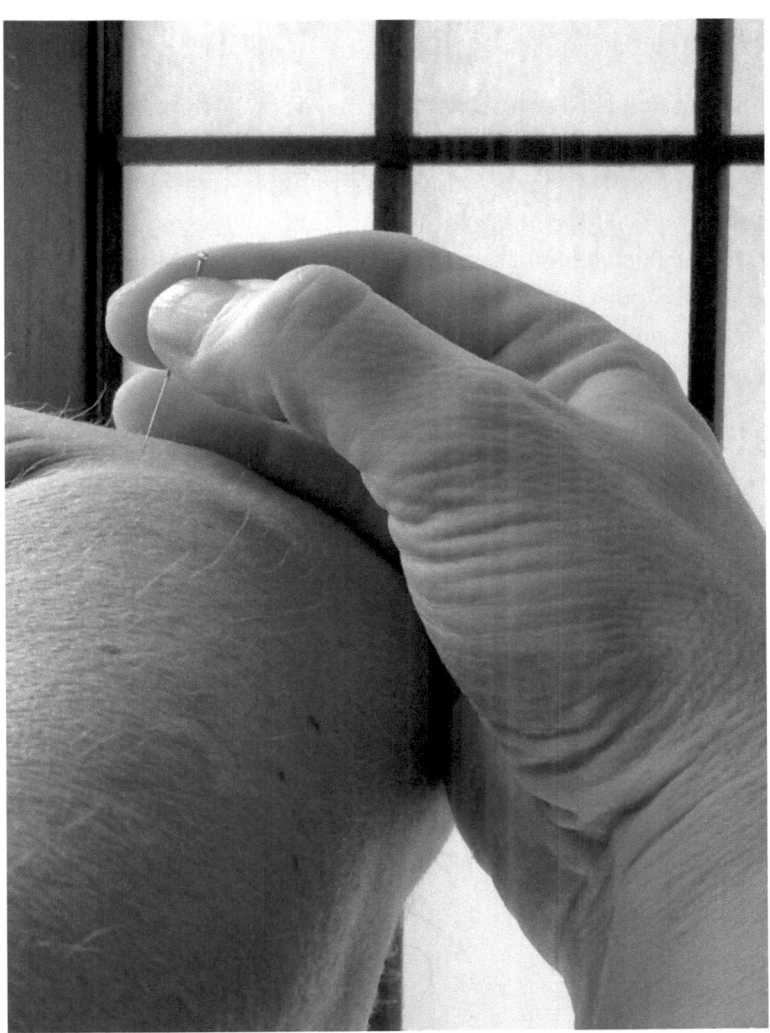

Abb. 1: Akupunktur kann an 361 Punkten auf 12 Haupt- und
8 außerordentlichen Meridianen sowie Extrapunkten mit
dünnen, sterilen Nadeln durchgeführt werden. In dieser
Abbildung wird exemplarisch Di11 demonstriert.

Moxibustion

Bei der **Moxibustion** wird getrocknetes Beifußkraut (Artemisia vulgaris) zum Brennen gebracht und in einem Abstand von etwa 2 bis 4 cm zur Haut an den Akupunkturpunkten als Wärmetherapie eingesetzt.[12] Diese Methode soll den Qi-Fluss im Körper fördern und energetische Blockaden oder Ungleichgewichte in den **Meridianen** lösen. Die Moxibustion kann auch mit Akupunktur kombiniert werden, indem zunächst die Nadeln gesetzt und anschließend das Moxakraut angezündet wird. Alternativ können dafür Moxazigarren verwendet werden.

Die Anwendung von Akupunktur oder Moxibustion richtet sich nach dem Energiezustand, der über die TCM-Diagnostik mittels **Anamnesegespräch und der körperlichen Untersuchung** gestellt wird, **die Zungen-/Puls- und Urindiagnostik** umfasst.

Nach der **Yin-Yang-Lehre** „werden alle Überfunktionen, Erregungen und Anzeichen einer Tendenz der Erhitzung als **Yang-Leidenszustände** identifiziert."[13] Bei diesen Zuständen bedarf es eher einer **Akupunkturbehandlung.**

„Alle Fälle von Schwäche, verborgenen Erkrankungen und einer Tendenz zur Kälte werden als **Yin-Leidenszustände** identifiziert."[13] Bei diesen Zuständen wäre er eher eine **Moxibustionsbehandlung** indiziert.

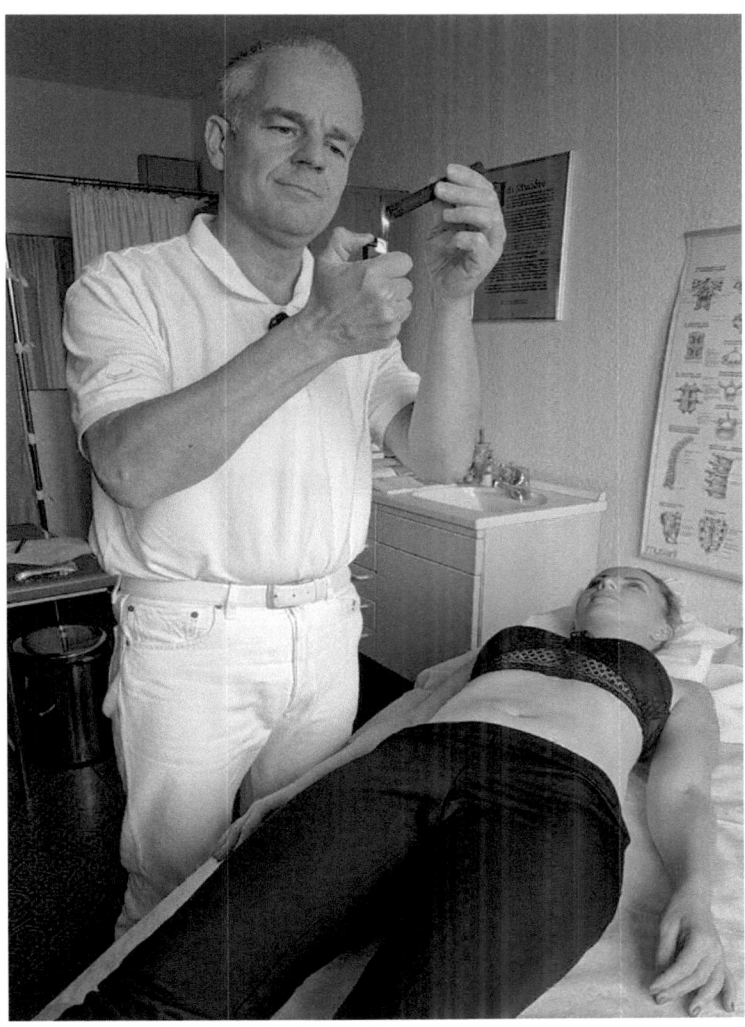

Abb. 2: Moxibustion kann mit Moxazigarren an ausgewählten Akupunkturpunkten je nach TCM-Diagnostik angewandt werden.

Akupressur

Die **Akupressur** ist eine Akupunkturtechnik ohne Verwendung von

Nadeln. Dabei werden Akupunkturpunkte durch drückende und kreisende Bewegungen stimuliert und sind daher z.T. auch zur Selbstanwendung geeignet. Insgesamt entfaltet aber Akupressur im Vergleich zur Akupunktur eine weniger starke Wirkung.

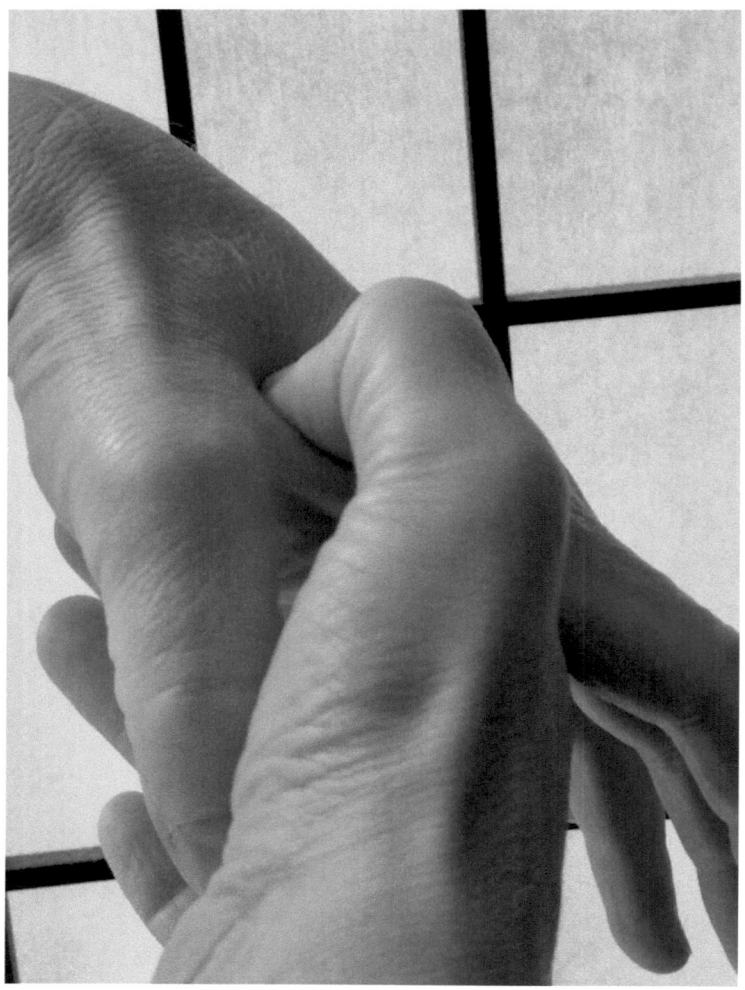

Abb. 3: Bei Akupressur werden ohne Nadeln Akupunkturpunkte mit drückenden und kreisenden Bewegungen stimuliert.

Ziel des Buches

Ziel dieses Buches ist, Personen medizinischer Fachberufe und Ärzten einen Einstieg in Akupunktur, Moxibustion und Akupressur übersichtsmäßig zu geben. Dabei sollen nicht all-umfassend wie in einem Lexikon oder Atlas, sondern orientierend praktische Anwendungsbeispiele an systematisch **2 repräsentativen Kardinalpunkten der 14 Meridiane** gezeigt werden. Es wird versucht, bei den einzelnen Akupunkturpunkten jeweils einen kurzen Bezug zur Evidenz-basierten Medizin herzustellen. Die praktische Anwendung sollte allerdings nur durch ausgebildete Personen, d.h. zertifizierte TCM-Therapeuten erfolgen, die über fundierte Kenntnisse zu Anatomie und Pathophysiologie verfügen, um die richtige Indikationsstellung und sichere Ausführung zu gewährleisten. Wie bereits im Haftungsausschluss ausführlich beschrieben, dienen die hier dargestellten Inhalte ausschließlich der neutralen Information und allgemeinen Weiterbildung. Sie stellen keine Empfehlung oder Bewerbung der beschriebenen oder erwähnten diagnostischen Methoden, Behandlungen oder Arzneimittel dar.

Kapitel 1: Lungenmeridian (肺经, *Fèijīng*)

Der Lungenmeridian kontrolliert Haut und Poren. Eine gut funktionierende Lunge bedeutet, dass die Haut gesund ist und die Poren reguliert sind. Ein weiterer wichtiger Aspekt des Lungenmeridians ist seine Rolle im Immunsystem, was den Körper vor krankmachenden Einflüssen schützt.

Zwei wichtige Akupressurpunkte (Akupunktur ohne Nadeln), die eng mit der Lunge verbunden sind: Lu7 und Lu11.

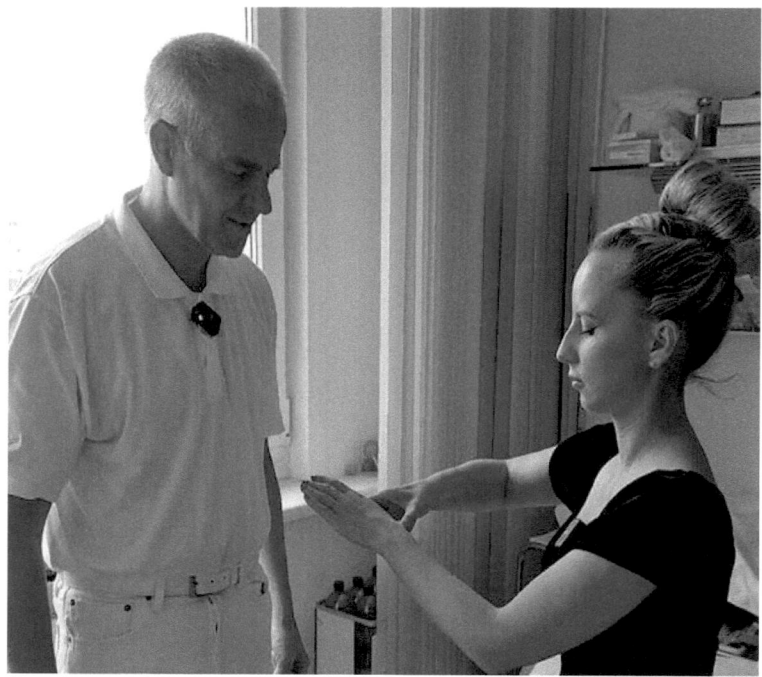

Abb. 4: Akupressur von Lu7 für HWS-Syndrom und Nikotinentzug.

Diese Punkte können auch zur Selbstanwendung mit Akupressur stimuliert werden, um die Gesundheit des Lungenmeridians zu unterstützen.

Dabei sollte sanft aber fest auf diese Punkte gedrückt und für einige Minuten massiert werden.

Lu7 列缺 (Lièquē; "Gebrochene Reihe") liegt zwei Finger breit unterhalb (proximal) der Handgelenksfalte beim Processus styloideus radii (Griffelfortsatz der Speiche).

Dieser Punkt wird oft bei Problemen der **Halswirbelsäule (HWS)** und zur Unterstützung bei **Nikotinentzug** genutzt.

Wenn eine orthopädische Abklärung erfolgt ist und bisherige Therapieversuche nur mäßigen Erfolg erbracht haben, könnte beispielsweise die Stimulation von Lu7 als Ergänzungstherapie bei HWS-Syndrom in Erwägung gezogen werden.[14]

Es gibt bereits zahlreiche Studien, die zeigen konnten, dass eine Nikotinkarenz dank einer Akupunkturbehandlung, besonders bei Behandlung von Lu7 erfolgreich erreicht werden konnte.[15,16]

In der **funktionellen Magnetresonanztomographie (fMRT)** konnten die neuronalen Mechanismen zur Abnahme des Rauchverlangens nach Akupunktur von Lu7 visualisiert werden.[17]

Lu11 少商 (Shàoshāng; "Kleiner Händler") befindet sich auf dem äußeren Nagelfalzwinkel des Daumens.

Der Punkt wird häufig bei **Heiserkeit und Halsentzündungen** angewendet.

In einer Studie mit Elektroakupunktur konnte das **Globussyndrom** („Frosch im Hals") durch Behandlung von Lu11 signifikant gebessert werden.[18]

Allerdings sollte ein Globussyndrom vor einer Akupunkturbehandlung HNO-ärztlich (z.B. zum Ausschluss einer malignen Erkrankung) und zusätzlich ggf. auch gastroenterologisch abgeklärt werden, denn eine Stimmbandreizung könnte auch durch eine Refluxerkrankung hervorgerufen werden.

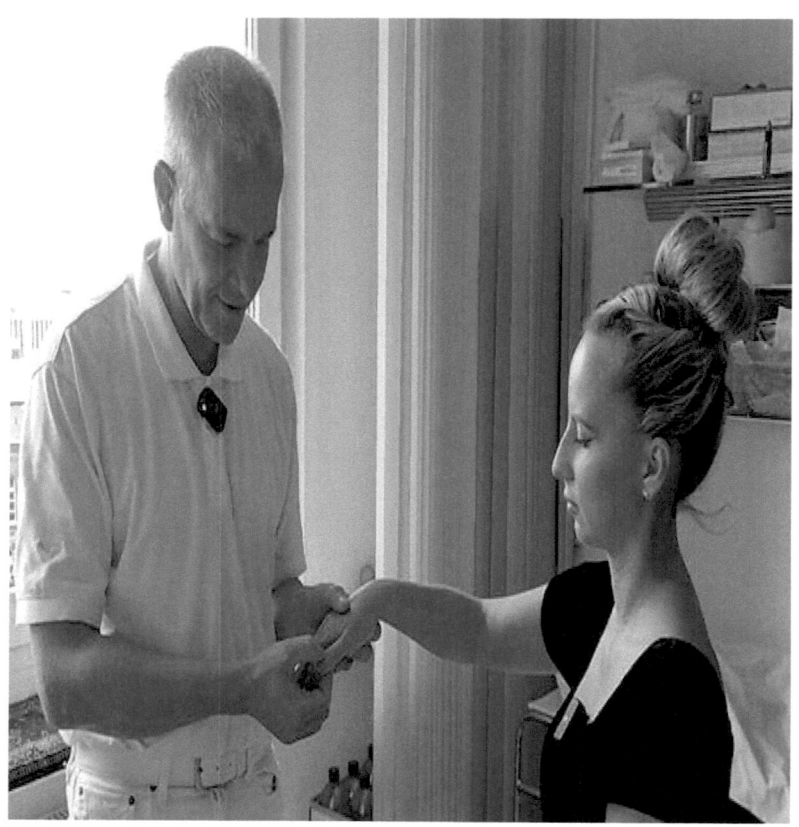

Abb. 5: Akupressur von Lu11 für Heiserkeit und Halsentzündung.

Kapitel 2: Dickdarmmeridian (大肠经, *Dàchángjīng*)

Der Dickdarmmeridian spielt eine wesentliche Rolle bei der Steuerung der Dickdarmfunktion, einschließlich der Aufnahme von Flüssigkeiten und der Ausscheidung von Abfallstoffen. Der Dickdarmmeridian hat auch einen Einfluss auf die Gesundheit der Haut und Schleimhäute, einschließlich der Nase und des Rachenraums.

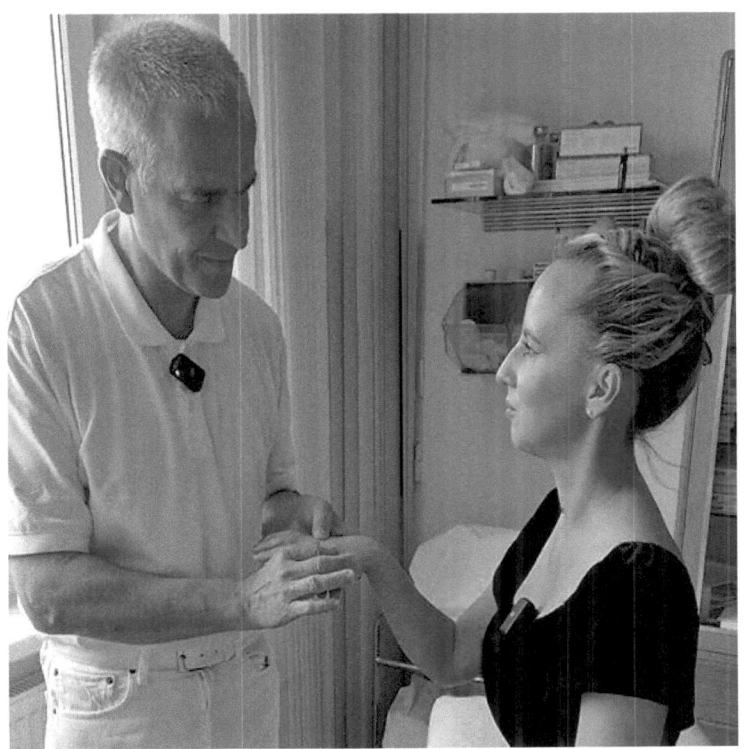

Abb. 6: Akupressur von Di4 gegen Erkältungen und Stress.

Ein wichtigen Akupressurpunkt ist Di4 **合谷** (Hégǔ; "Tal der Zusammen-kunft"). Di4 liegt zwischen Daumen und Zeigefinger am Handrücken in der Winkelhalbierenden der beiden Mittelhandknochen.

Dieser Punkt wird bei **Erkältungen, Verstopfung und zur Stressredukti-on** genutzt. Evidenz-basiert zeigt die Akupunktur an diesem Punkt eine Verbesserung der Immunabwehr und eine lebensverlängernde Wir-kung.[19]

Ein weiterer wichtiger Punkt ist Di11 **曲池** (Qūchí; "Gebogener Teich"). Di11 befindet sich bei 90° gebeugtem Arm am äußeren Rand der Ellen-bogenquerfalte.

Dieser Punkt wird häufig bei Verdauungsstörungen und zur **Unterstüt-zung des Immunsystems und bei Allergien** angewendet. Eine gute Funktion des Dickdarms ist entscheidend für die allgemeine Gesundheit.

In einer Studie aus 2024 wurde im Mausmodell die antiallergische Wir-kung bei atopischer Dermatitis untersucht, wobei Akupunktur von Di11 Darmmikrobiota-abhängige Darmbarrierefunktionsstörungen der atopi-schen Dermatitis abschwächte.[20]

Nach aktueller Studienlage könnte dieser Punkt außerdem dazu beitra-gen, den Blutdruck zu senken, neuroprotektiv (Nerven schützend) und lebensverlängernd zu sein.[21,22,23]

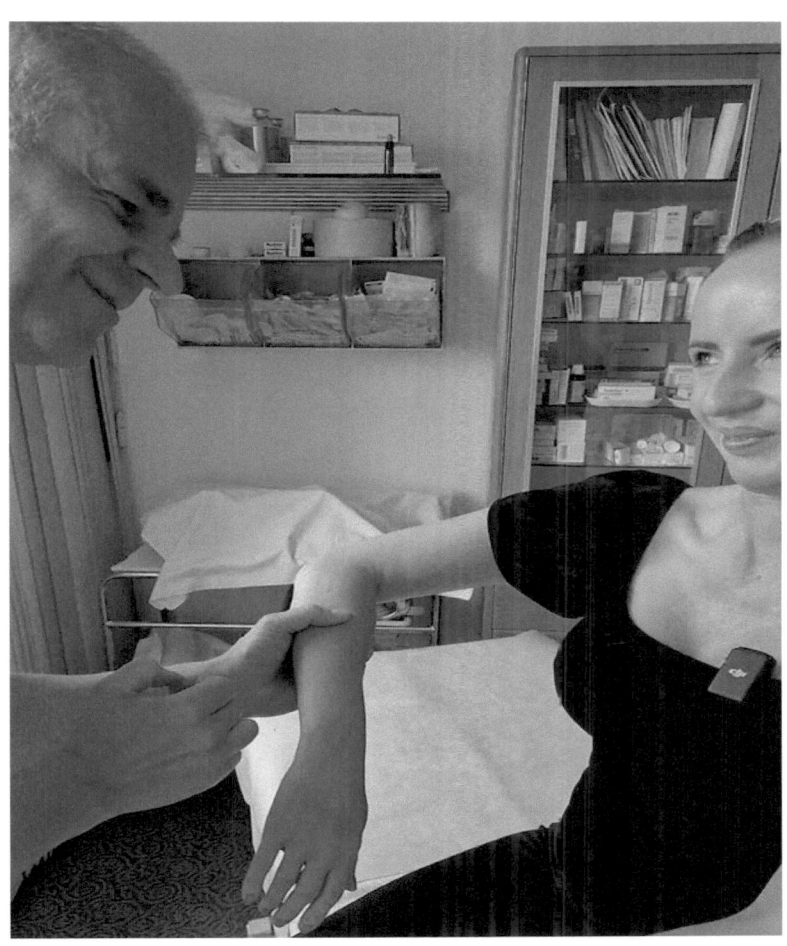

Abb. 7: Akupunktur von Di11 zur Stärkung des Immunsystems und bei Allergien.

Kapitel 3: Magenmeridian (胃经, *Wèijīng*)

In der TCM spielt der Magenmeridian eine zentrale Rolle bei der Steuerung der Magen- und Verdauungsfunktion. Der Magenmeridian beeinflusst auch die Energieproduktion und -verteilung im Körper und sorgt somit für das energetische Gleichgewicht im Körper.

Ein wichtiger Akupunkturpunkt ist der Ma36 足三里 (Zú Sān Lǐ; "Drei Meilen am Fuß") vorstellen. Ma36 befindet sich etwa vier Fingerbreit unterhalb der Kniescheibe und ein Fingerbreit seitlich der Schienbeinkante.

Dieser Punkt wird bei Kniebeschwerden, zur **Unterstützung des Immunsystems** und bei **Allergien** sowie für **Langlebigkeit** genutzt und daher auch „**Langlebigkeitspunkt**" genannt.

Studien haben bei diesem Punkt neuroprotektive, krebshemmende und entzündungshemmende Wirkung nachgewiesen.[24,25,21]

Im Tiermodell konnte eine Verlangsamung der Zellalterung und damit ein möglicher Ansatz zur Lebensverlängerung gezeigt werden.[22]

Zudem ist ein klassisches Anwendungsgebiet von Ma36, wie auch beim weiter unten besprochenen Mi10, die lokale Therapie bei Kniegelenkbeschwerden.[26]
Auch wenn eine 6-wöchige Akupunkturbehandlung zweimal pro Woche eine Verbesserung der Schmerzsymptomatik, des funktionellen Status und der Lebensqualität erbracht hat, zeigten sich **keine signifikanten Unterschiede zu** einer konventionellen **physiotherapeutischen Behandlung** bei Patienten mit **Kniegelenkarthrose.**[27]

Interessant ist der Ansatz, dass die Akupunktur von Ma36 zur gewünschten Körpergewichtsreduktion bei **Adipositas (Fettleibigkeit)** beitragen kann, was sowohl Tier- als auch Humanstudien gezeigt haben, wenngleich es sich dabei um ein „komplexes neuroendokrines und immunologisches Zusammenspiel" handelt, das noch nicht komplett verstanden wurde.[28]

Es bleibt festzuhalten, Akupunkturpunkt Ma36 ist sehr vielseitig einsetzbar und kommt einem **Allrounder** gleich.

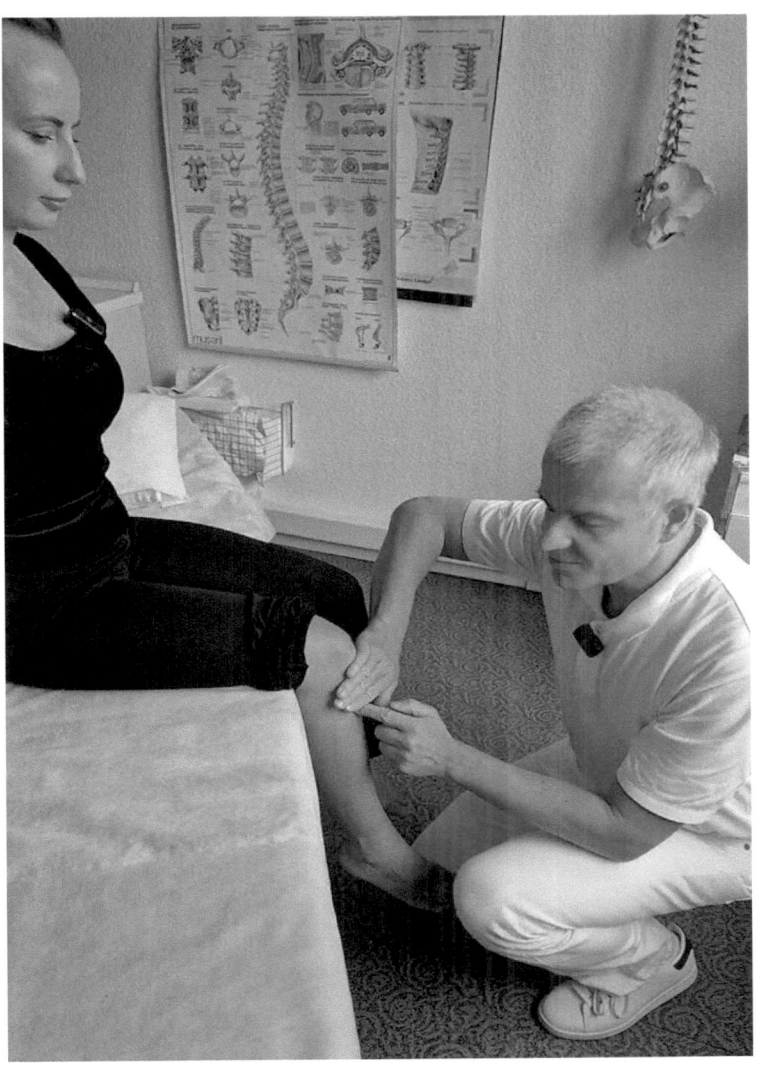

Abb. 8: Akupunktur von Ma36 ist ein Allrounder und wird auch "Langlebigkeitspunkt" genannt.

Ein weiterer wichtiger Punkt ist Ma44 内庭 (Nèi Tíng; "Innerer Hof"). Ma44 befindet sich zwischen den Grundgelenken des 2. und 3. Zehs.

Dieser Akupressurpunkt (Akupunktur könnte sehr schmerzhaft sein) sollte sanft aber fest für einige Minuten gedrückt massiert werden, um Entzündungen zu lindern, denn dieser Punkt **soll gut gegen Infekte wirken.**

Antiinflammatorische Effekte einer Akupunkturbehandlung von Ma44 konnte bei **rheumatoider Arthritis** und bei **chronisch entzündlichen Darmerkrankungen** (Morbus Crohn bzw. Colitis ulcerosa) nachgewiesen werden.[29,30]

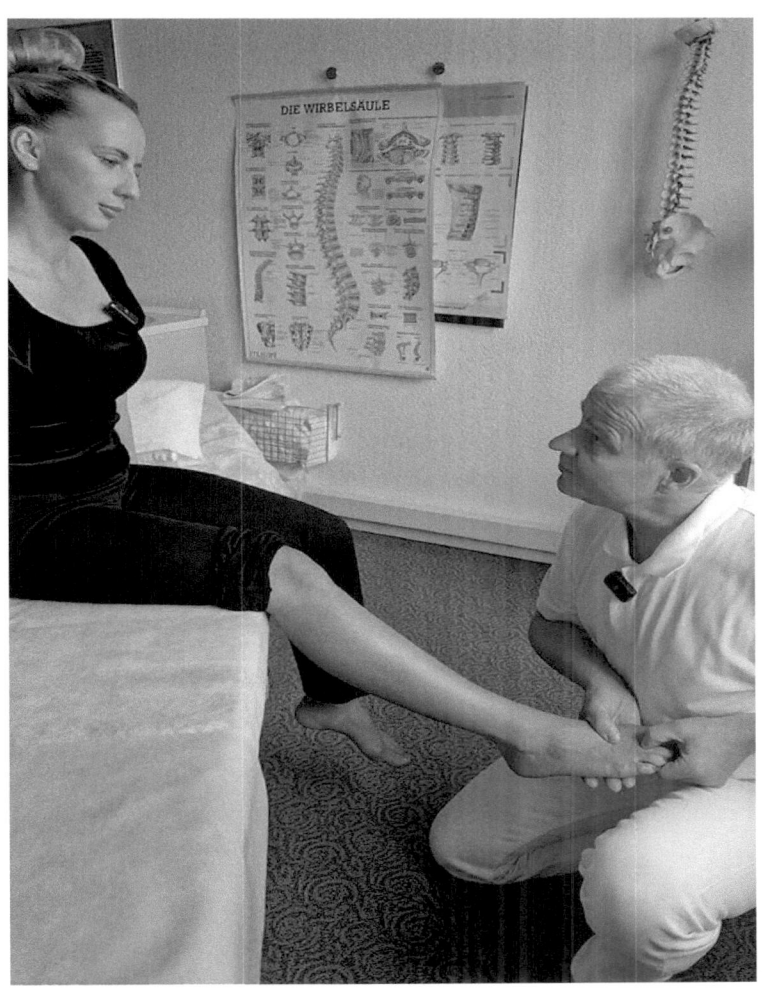

Abb. 9: Akupressur von Ma44 gegen Infekte.

Kapitel 4: Milzmeridian (脾经, *Píjīng*)

Der Milzmeridian spielt eine zentrale Rolle bei der Verdauung und der Umwandlung von Nahrung in Qi (Energiefluss) und Blut. Der Milzmeridian beeinflusst auch die geistige Klarheit, Konzentration und körperliche Energie.

Ein wichtiger Akupunkturpunkt ist Mi6 **三阴交** (Sān Yīn Jiāo; "Kreuzung der drei Yin"). Mi6 liegt etwa vier Fingerbreit oberhalb des Innenknöchels.

Dieser Punkt wird zur **Unterstützung der männlichen Sexualfunktion** und bei **Menstruationsbeschwerden** angewendet.

In einer Studie an 60 Patientinnen konnte eine Behandlung von Mi6 mittels Moxibustion Menstruationsbeschwerden lindern.[31]

Im fMRT des Gehirns konnte eine veränderte neuronale Aktivität bei Frauen mit prämenstruellem Syndrom durch Mi6-Akupunktur nachgewiesen werden.[32]

Zudem scheint eine MI6-Behandlung auch entzündungshemmende Wirkung zu haben durch Anstieg des antiinflammatorischen Botenstoffes Interleukin-10.[33]

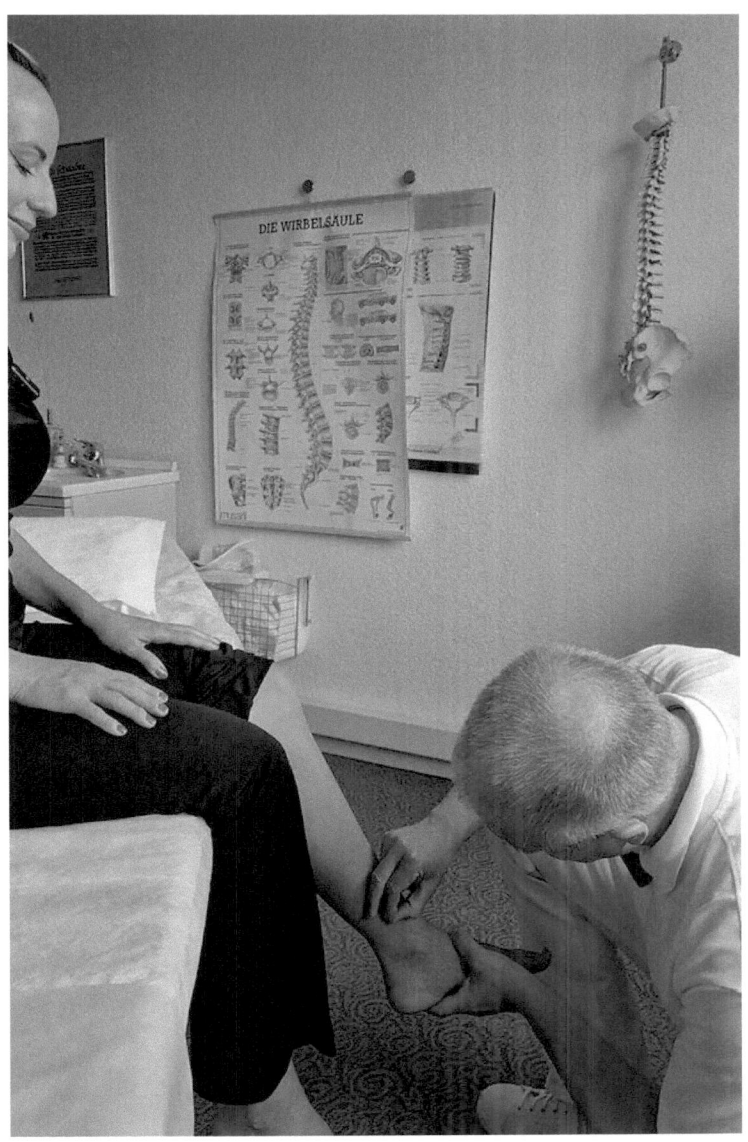

Abb. 10: Akupunktur von Mi6 kann bei Menstruationsbeschwerden helfen.

Ein weiterer wichtiger Punkt ist Mi10 血海 (Xuè Hǎi; "Meer des Blutes"). Dieser Punkt wird häufig zur **Stärkung der Immunfunktion**, bei **Allergien** und **Menstruationsbeschwerden** angewendet.

Mi10 befindet sich etwa zwei Fingerbreit oberhalb der Kniescheibe (Patella) und leicht nach innen (medial).

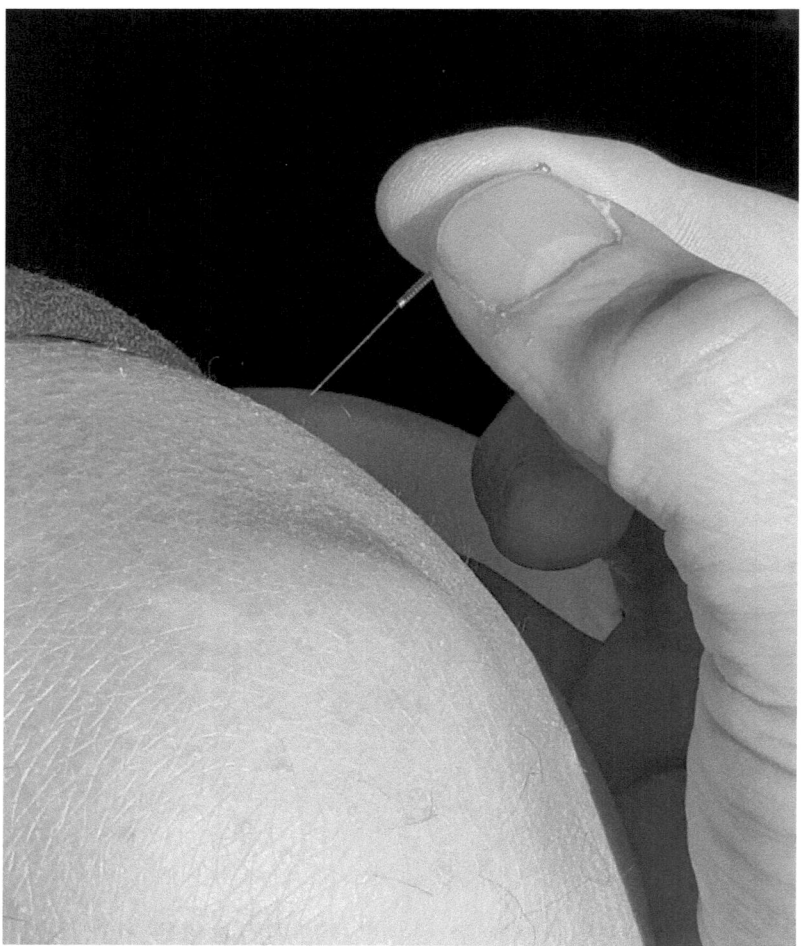

Abb. 11: Akupunktur von Mi10 kann neben Kniegelenkbeschwerden auch bei Allergien und Menstruationsbeschwerden wirken.

Die Anwendung von Akupunktur bei Mi10 kann nachweislich chronisch allergische Reaktionen wie **Urtikaria (Quaddeln)** lindern oder sogar das Entstehen von Urtikaria von vornherein verhindern durch eine Hemmung vom Botenstoff Interleukin-33, das zu einer Senkung des Immunglobulin E Spiegels führt.[34,35]

Wie bereits bei MI6 beschrieben, konnte auch eine Behandlung von Mi10 mittels Moxibustion Menstruationsbeschwerden lindern.[31]

Wie bei Ma36 ist auch Mi10 ein beliebter Ansatz zur Behandlung von Kniegelenkbeschwerden, auch wenn es gegenüber einer klassischen **Physiotherapie** keine signifikanten Unterschiede bei den Therapieeffekten gibt.[26,27]

Gegenüber von Mi10 an der Außenseite (lateral) liegt auf gleicher Höhe, also auch 2 Cun (chinesisches Längenmaß für Fingerbreite) proximal bzw. kranial vom Patella-Rand entfernt, Ma34 梁丘 (Liángqiū; "Hügel des Balkens"), der auch häufig für Kniegelenkbeschwerden Anwendung findet, aber worauf in der Systematik dieses Einführungsbüchleins nicht näher eingegangen wird.

Kapitel 5: Herzmeridian (心经, *Xīnjīng*)

Der Herzmeridian ist eng mit der geistigen und emotionalen Gesundheit verbunden. In der TCM wird der Geist, auch Shen genannt, im Herzen verortet.

Ein wichtiger Akupressurpunkt ist He7 神门 (Shén Mén; "Tor des Geistes"). He7 liegt auf der kleinen Fingerseite des Handgelenks, in der Vertiefung des Handgelenkspalts.

Dieser Punkt wird bei **Depressionen und Prüfungsängsten** angewendet.

Der Punkt sollte zur Akupressur sanft aber fest gedrückt und für einige Minuten massiert werden, um Ängste zu lindern.

Über das **Serotonin-System** scheint eine Akupunktur-Anwendung am He7 die durch Depression ausgelöste Verhaltsstörungen erfolgreich anzugehen.[36]

Außerdem ist in Ratten, denen Koffein verabreicht wurde, untersucht worden, dass eine Akupunkturbehandlung von He7 ohne Medikamente bei **Schlafstörungen** helfen kann.[37]

Auch Prüfungsängste scheinen nach einer zweiarmigen Studie mit 25 Probanden (Gruppe mit echter Akupunktur gegenüber Gruppe mit Schein-Akupunktur) behandelt werden zu können.[38]

Ferner wurde festgestellt, dass He7 bei vegetativer Dystonie wichtig ist, d.h. bei Störungen des vegetativen Nervensystems. Die Behandlung dieses Punktes kann zu einer höheren **Herzfrequenzvariabilität (HRV)** über das parasympathische Nervensystem beitragen, denn eine hohe HRV ist mit einem niedrigeren Risiko für Herzkreislauferkrankungen assoziiert.[39]

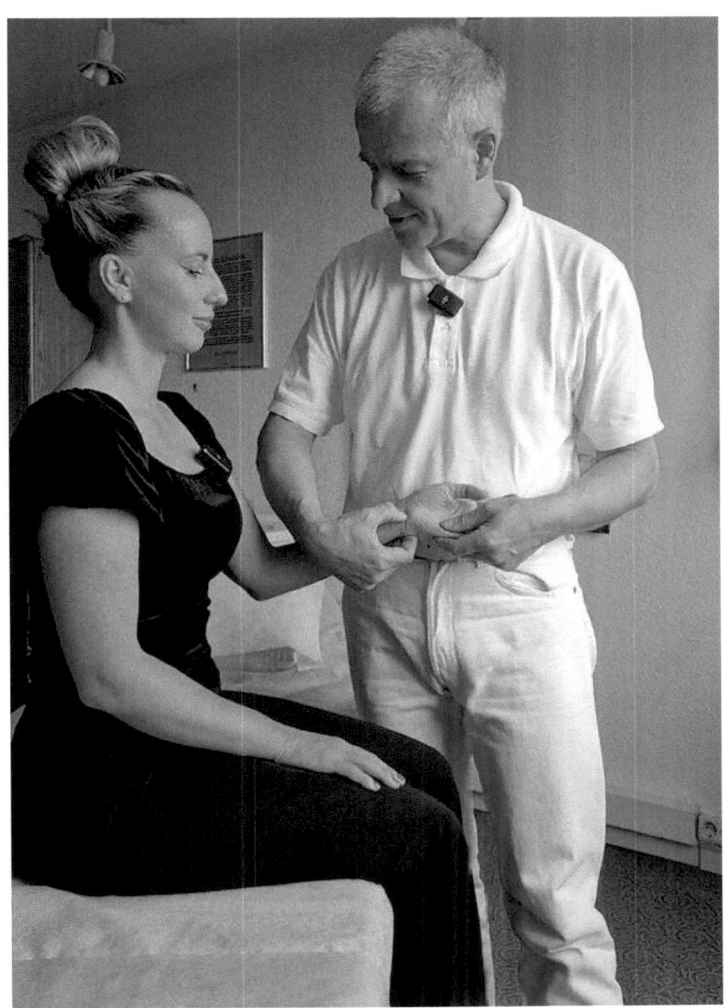

Abb. 12: Akupressur von He7 soll helfen Depression und Prüfungsängste zu überwinden.

Ein weiterer wichtiger Punkt ist He9 少冲 (Shào Chōng; "Kleiner Ansturm". He9 befindet sich an der Spitze der Innenseite der Nagelbasis des kleinen Fingers.

Dieser Punkt wird häufig bei **unspezifischen Herzbeschwerden und seelische Erkrankungen** angewendet.

Dabei sollte mittels Akupressur dieser Punkt sanft aber fest gedrückt und für einige Minuten massiert werden, um **Herzbeschwerden und psychosomatische Symptome zu lindern.**

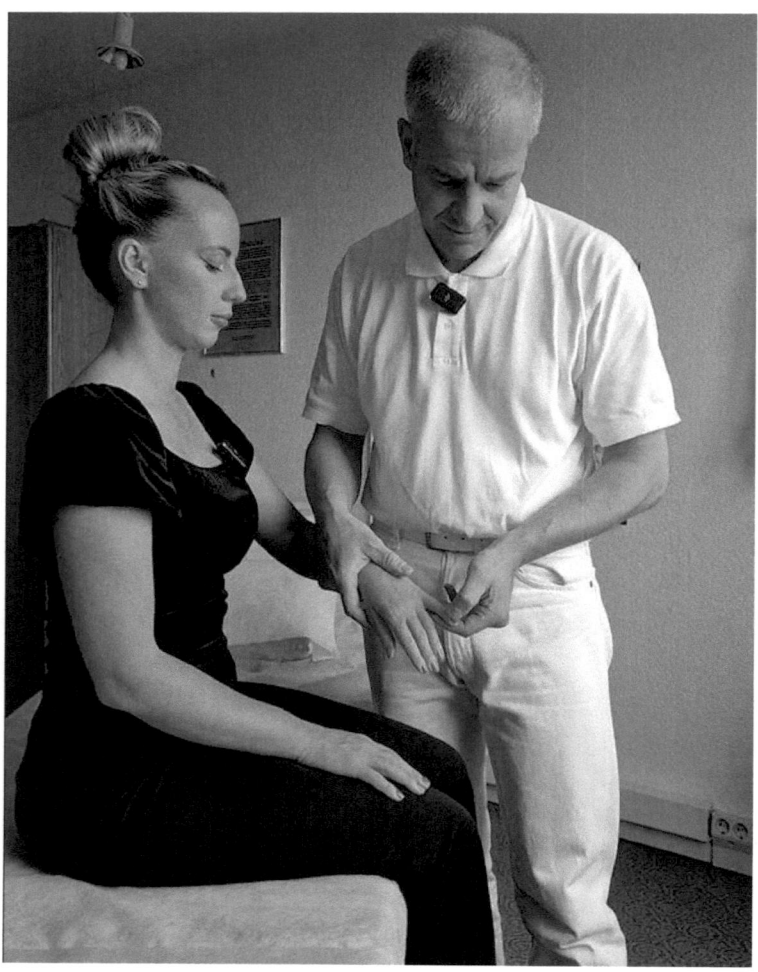

Abb. 13: Akupressur von He9 soll bei Herzbeschwerden und seelischen Erkrankungen helfen. Eine Evidenz scheint dazu noch nicht zu existieren.

He9 wird in Zusammenhang mit Herzschwäche gesehen in Yu Long Ge (Ode an den Jadedrachen) des chinesischen Dichters Xu Wei **(徐渭)** (1521-1593), das sich mit Themen wie dem menschlichen Herzen, innerer Leere und spirituellem Mangel beschäftigt.[40]

Bevor eine Akupunktur- oder Akupressurbehandlung bei Herzbeschwerden erfolgt, sollte eine kardiologische Abklärung auf eine strukturelle Herzerkrankung ausgeschlossen worden sein. Eine Evidenz für die Verwendung von He9 bei Herzbeschwerden scheint zum Zeitpunkt der Drucklegung des Buches noch nicht zu existieren.

Auch eine Untersuchung an **Schlaganfallpatienten** erbrachte bei der Rehabilitation keinen signifikanten Vorteil durch die Akupunktur von He9 gegenüber einer Schein-Akupunktur.[41]

Kapitel 6: Dünndarmmeridian (小肠经, *Xiǎochángjīng*)

Der Dünndarmmeridian unterstützt auch die Trennung von nützlichen Nährstoffen und Abfallstoffen im Körper.

Ein wichtiger Akupunkturpunkt ist Dü3 后溪 (Hòu Xī; "Hinterer Fluss"). Dü3 liegt an der Außenseite der Hand, hinter dem kleinen Finger, in der Vertiefung vor dem fünften Mittelhandknochen.

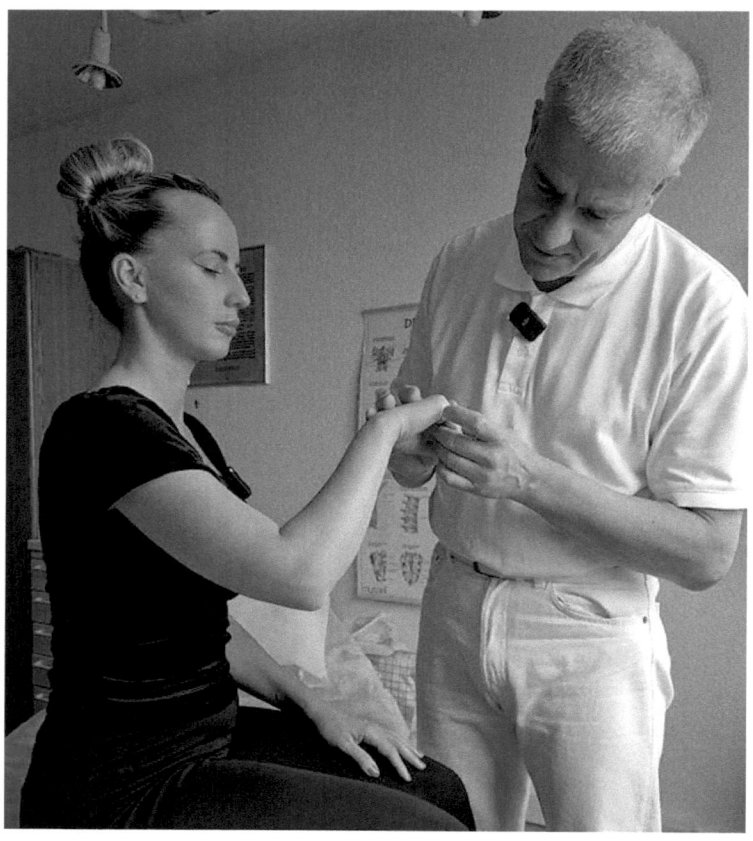

Abb. 14: Akupunktur von Dü3 kann bei HWS-Syndrom und Migräne helfen.

Dieser Punkt ist sehr wirksam bei **Halswirbelsäulenbeschwerden, Kopf-schmerzen und Migräne.**

In einer systematischen Übersichtsarbeit von 2024 konnte gezeigt werden, dass eine Akupunkturbehandlung sich als äußerst wirksam herausgestellt hat bei unterschiedlichen Migräneformen.[42]

Vor einer möglichen Akupunkturbehandlung sollte eine ausführliche neurologische Untersuchung ggf. auch eine Bildgebung vom Kopf/Hals mittels Computertomographie (CT) und/oder Magnetresonanztomograpie (MRT) erfolgt sein, um eine zugrundeliegende Ursache der Beschwerden gründlich abgeklärt zu haben.

Ein weiterer wichtiger Punkt ist Dü6 养老 (Yǎng Lǎo; "Pflege der Alten"). Dü6 befindet sich auf der Rückseite des Handgelenks, in der Vertiefung zwischen dem fünften Mittelhandknochen und dem Ellenknochen.

Dieser Punkt wird häufig bei **Sehstörungen** angewendet.

Bei Akupressur sollte der Punkt sanft aber fest gedrückt auf diesen Punkt und für einige Minuten massiert werden, um Sehstörungen zu lindern.

Zu beachten ist, dass vor Therapieanwendung mittels Akupressur oder Akupunktur eine augenärztliche Untersuchung erfolgt sein sollte, um eine Grunderkrankung des Auges auszuschließen.

Bei Drucklegung des Buches schien es keinen Hinweis aus der Evidenzbasierten Medizin zu geben, dass die Stimulation von Dü6 die Sehkraft verbessern könnte oder bei irgendwelchen Augenerkrankungen einen signifikanten Therapieeffekt ausübt.

Es zeigte sich in der BOLD (blood oxygen level-dependent) Bildgebung mit fMRT, dass bei Akupunktur von Dü6 eher das Frontalhirn und die Temporallappen stimuliert werden, nicht jedoch Bereiche des Sehzentrums, die im hinteren Teil des Gehirns anzutreffen sind.[43]

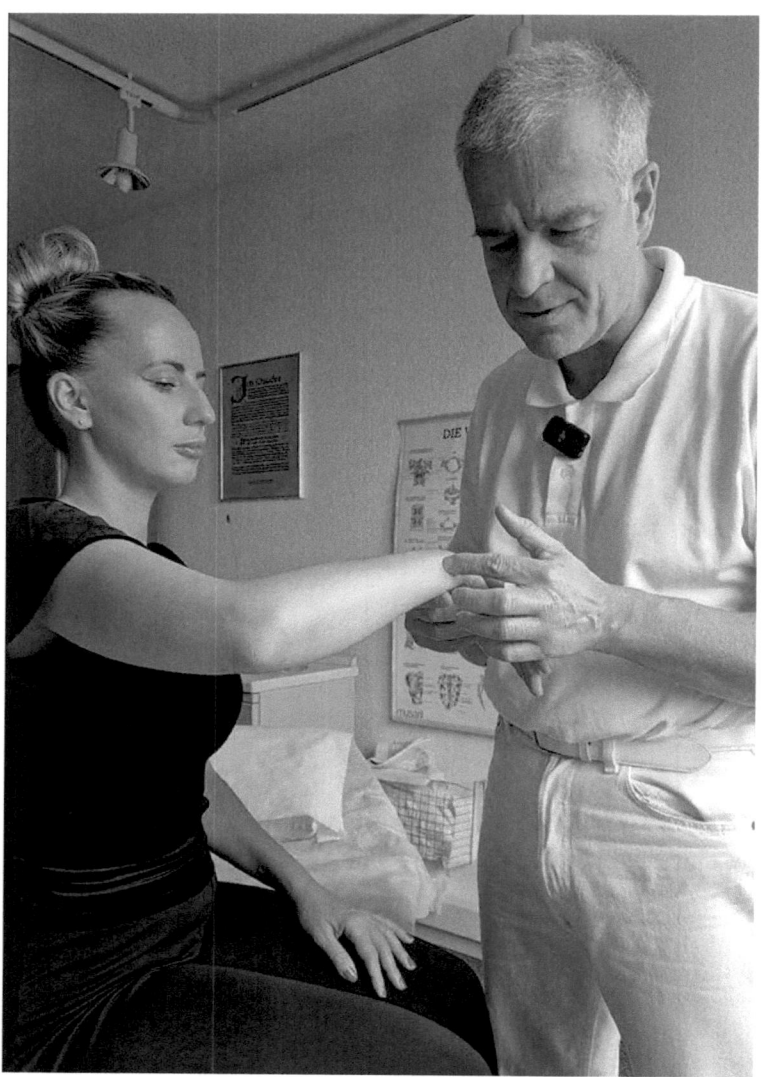

Abb. 15: Akupressur von Dü6 soll bei Sehstörungen hilfreich sein.
Eine Evidenz dafür ist noch ausstehend.

Kapitel 7: Blasenmeridian (膀胱经, *Páng-guāngjīng*)

Der Blasenmeridian hat auch einen Einfluss auf die Abwehrkräfte des Körpers. Besonders entlang des Rückers, wo der Blasenmeridian in zwei parallelen Linien verläuft, wird er oft zur Behandlung von **Rückenschmerzen und Muskelverspannungen** verwendet.

Zwei wichtige Punkte sind Bl10 **天柱** (Tiān Zhù; "Himmlische Säule") und Bl25 **大肠俞** (Dà Cháng Shū; "Einfluss-Punkt des Dickdarms").

Bild: Nahaufnahme der Punkte Bl10 und Bl25 entlang des Rückens.

Bl10 und Bl25 werden häufig bei **Halswirbelsäulenbeschwerden und Verdauungsstörungen** angewendet.

Bl 10 befindet sich an der Rückseite des Nackens, ca. 1,5 Fingerbreit seitlich von der Mittellinie und liegt direkt unterhalb des Hinterhauptbeins. Durch das leichte Vorneigen des Kopfes des Patienten tritt der untere Rand des Hinterhauptbeins besser hervor.

Nachgewiesen ist, dass eine Akupunkturpunkt-Kopfmassage an Bl10 Nackensteifigkeit lösen kann und das autonome Nervensystem zur Stressbewältigung günstig beeinflussen kann.[42]

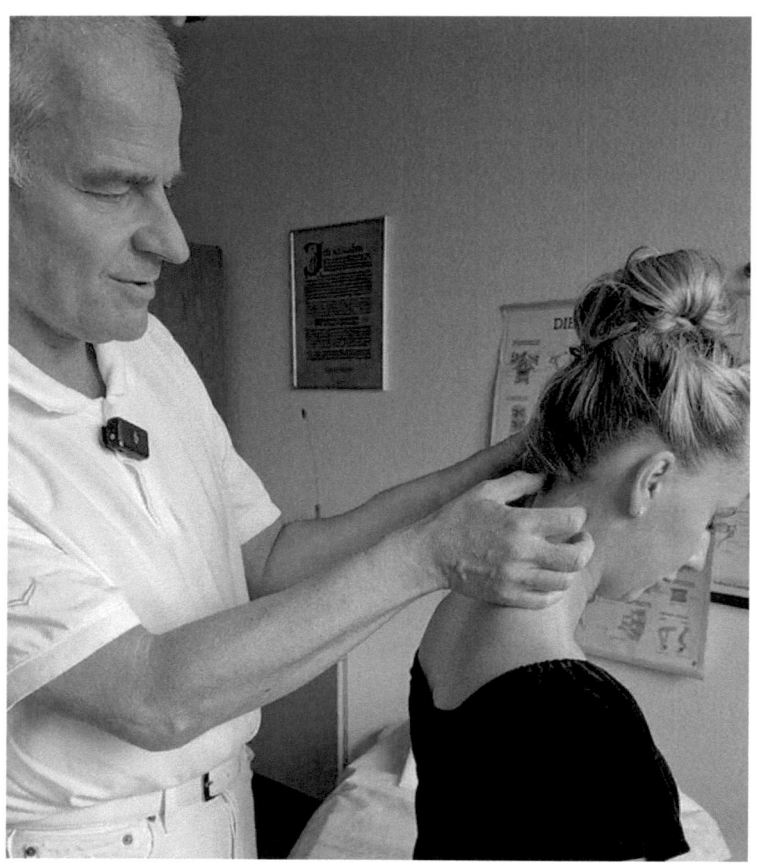

Abb. 16: Akupunkturpunkt-Massage an Bl10 kann Nackensteifigkeit lösen und über das Vegetativum auch zur Stressbewältigung genutzt werden.

Bl25 befindet sich auf dem Rücken, in der Nähe der Lendenwirbelsäule (LWS) in Höhe des Dornfortsatzes des 4. Lendenwirbels etwa 1,5 Fingerbreit seitlicher der Mittellinie (der Wirbelsäule).

Auch wenn Bl25 zu den beliebtesten Punkten zur lokalen Schmerzbehandlung eines **LWS-Syndroms** gilt, ist die Wirksamkeit offenbar nicht immer konsistent.[45]

Im Mausmodell mit **chronisch entzündlichen Darmerkrankungen** wie Morbus Crohn und Colitis ulcerosa konnte gezeigt werden, dass die Akupunktur von Bl25 zu verminderten Bauchschmerzen und reduzierten depressiven Symptomen führt.[46]

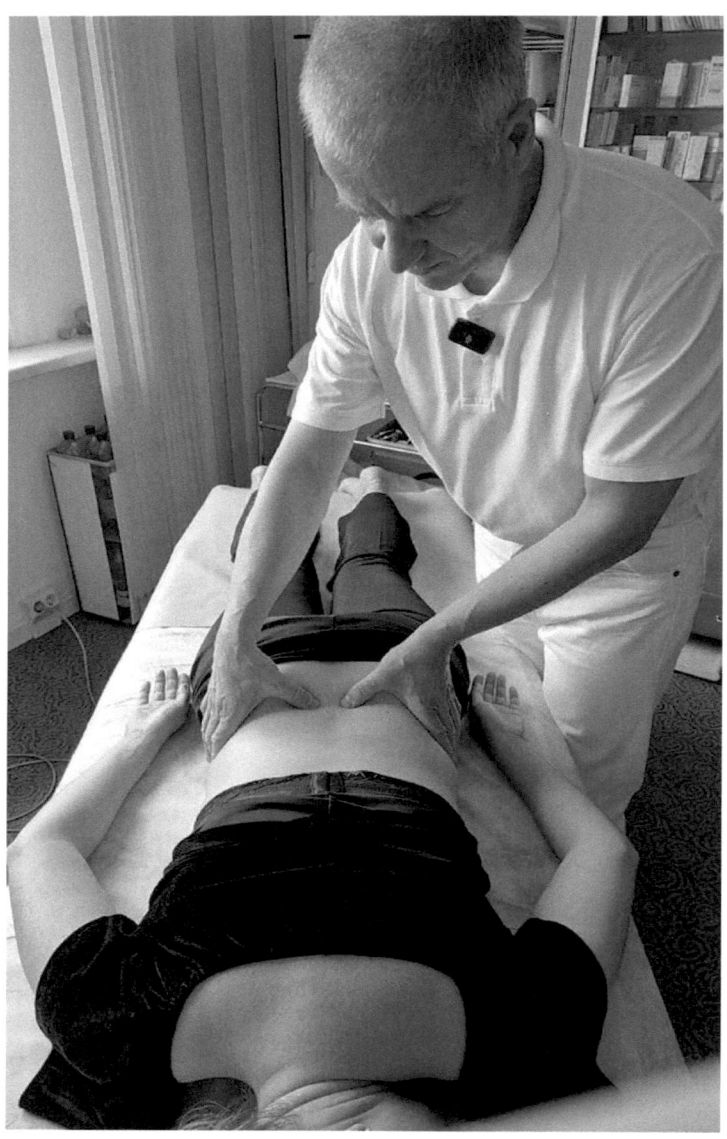

Abb. 17: Tasten vor Akupunktur. Bl25 gilt als Klassiker bei LWS-
Syndrom, auch wenn Wirksamkeit nicht immer konsistent ist.
Weiterer therapeutischer Ansatz sind Verdauungsstörungen.

Kapitel 8: Nierenmeridian (肾经, Shènjīng)

Die Nieren gelten in der TCM als die Wurzel des Qi (Lebensenergie). Der Nierenmeridian unterstützt daher die energetische Grundlage des Körpers.

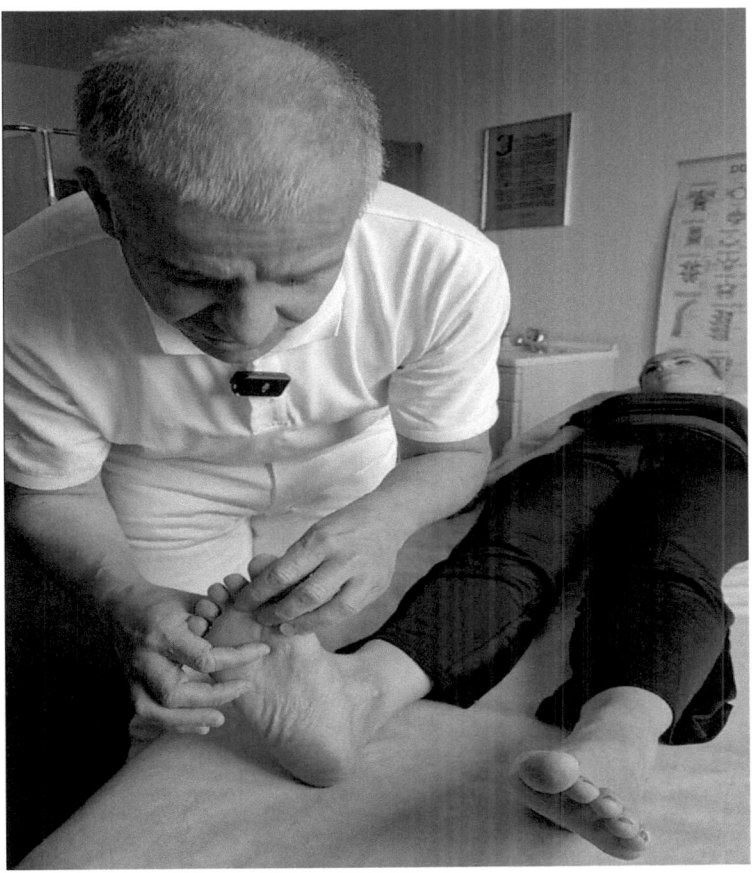

Abb. 18: Akupressur von Ni1 trägt zu Entspannung und Beruhigung bei und wird auch als „Langlebigkeitspunkt" diskutiert.

Zwei wichtige Akupressurpunkte sind Ni1 涌泉 (Yǒng Quán; "Sprudelnde Quelle") und Ni6 照海 (Zhào Hǎi; "Leuchtendes Meer").

Ni1 liegt an der Fußsohle zwischen beiden Ballen und kann neben Akupressur auch mit Moxibustion behandelt werden. Eine Akupunktur ist recht schmerzhaft, von daher sollte die Indikation dafür sehr restriktiv gestellt werden.

Anwendung findet Ni1 zur **Entspannung und Beruhigung.**

Evidenz-basiert scheint eine Behandlung dieses Punktes eine Wirkung zur Bluthochdrucksenkung und zur Lebensverlängerung über den mTOR-Signalweg zu haben.[47,22]

Der **mTOR-Signalweg** (mechanistic Target of Rapamycin) ist ein zentraler regulatorischer Pfad in Zellen, der zahlreiche zelluläre Prozesse wie Wachstum, Stoffwechsel, und Überleben steuert. Es ist bekannt, dass seine gezielte Hemmung, sei es durch Medikamente wie Rapamycin, durch Kalorienrestriktion oder intermittierendes Fasten ein großes Potenzial zur Förderung der Langlebigkeit und Gesundheit hat. Akupunktur ist dabei ein recht neuer Ansatz.

Ni6 liegt am Innenknöchel (den runden Knochenvorsprung auf der Innenseite des Fußes). Von dessen tiefster Stelle muss etwa einen Daumenbreit nach unten gemessen werden.

Ni6 ist ein wichtiger Punkt bei **Schlafstörungen und während der Wechseljahre**.

Wie bei Ni1 kann auch Ni6 bei Akupunktur recht schmerzhaft sein, so dass eine Akupressuranwendung zu bevorzugen ist.

In einer Übersichtsarbeit und Meta-Analyse (Studie über Studien) wurde Ni6 als wirksam beschrieben bei der Behandlung von **Depressionsbedingter Schlaflosigkeit**.[48]

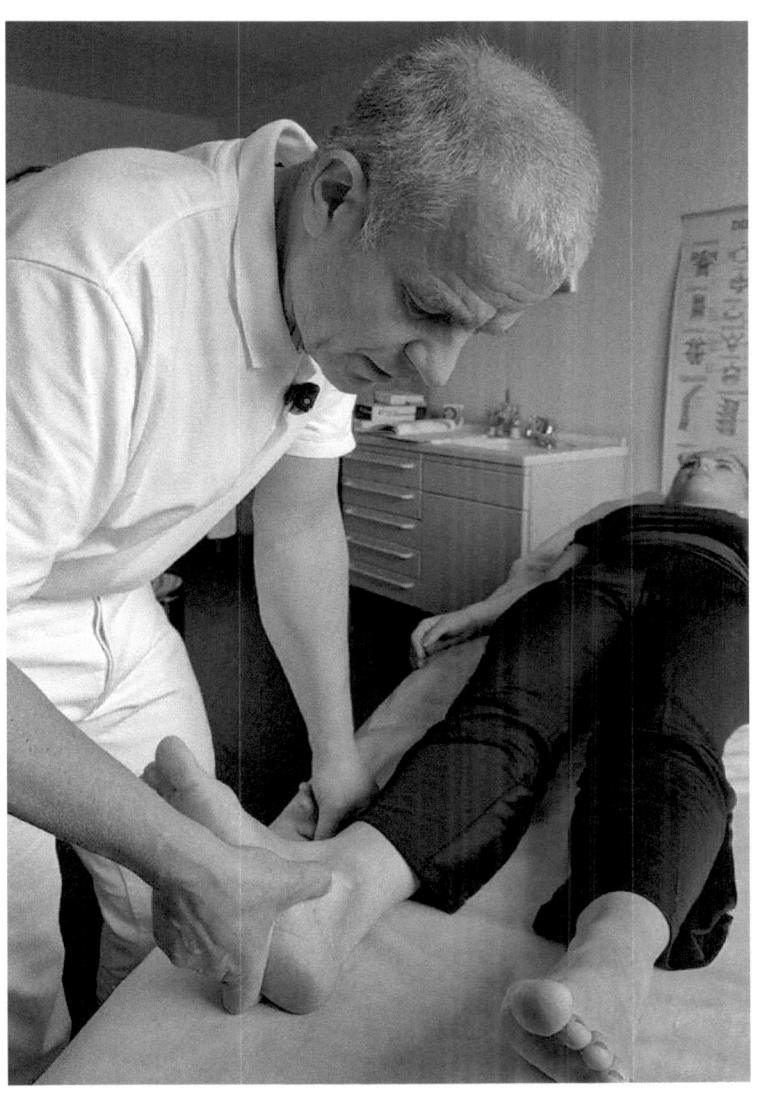

Abb. 19: Akupressur von Ni6 ist mittlerweile auch in Studien zur Behandlung von Schlaflosigkeit untersucht.

Kapitel 9: Perikardmeridian (心包经, Xīnbāojīng)

Der Perikardmeridian, auch bekannt als Herzbeutelmeridian, umgibt das Herz und schützt es vor äußeren Einflüssen.

Ein wichtiger Akupunkturpunkt ist Pe6 **内关** (Nèi Guān; "Inneres Tor"). Pe6 befindet sich an der Innenseite des Handgelenks, etwa drei Fingerbreit oberhalb der Handgelenksfalte, zwischen den Sehnen.

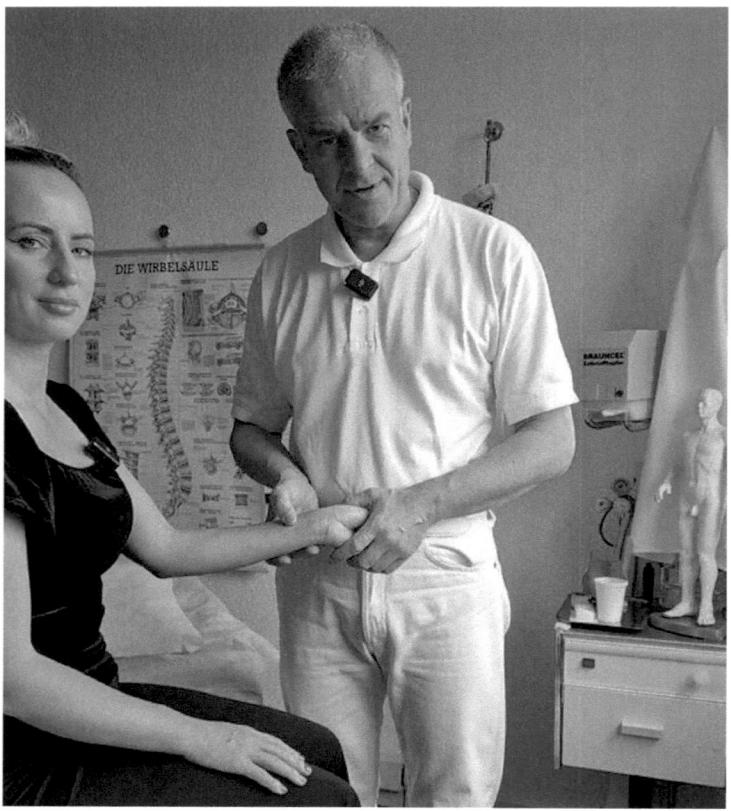

Abb. 20: Akupressur von Pe6 kann bei Übelkeit und chronischen Herzschmerzen helfen. Die Wirkung könnte z.T. über eine Adenosin-Ausschüttung mit Gefäßweitstellung erklärt werden.

Dieser Punkt wird bei **Übelkeit** und bei **chronischen Herzschmerzen (Angina pectoris) und Rhythmusstörungen** angewendet, sofern zuvor ein Kardiologe keine strukturelle Herzerkrankung festgestellt hat.

Populär wurden in den letzten Jahren Akupressur-Bänder oder Matten, die den Pe6 zur Eigenbehandlung stimulieren.

Wissenschaftlich plausibel erscheint die in der TCM beschriebene Wirkung, da es nach Akupunktur zu einer Freisetzung vom Nukleosid **Adenosin** kommen kann, das schmerzlindernde Effekte und eine Gefäßweitstellung herbeiführt.[49]

Die Akupunkturbehandlung scheint dahingehend **kardioprotektiv** (Herzschützende Wirkung) bei Patienten mit Herzerkrankungen zu wirken, dass der Blutdruck durch diese nicht-medikamentöse Maßnahme gesenkt wird, und sie könnte evtl. auch die **Lebensqualität** bei Krebspatienten verbessern.[23,50,51]

Eine Metaanalyse hat festgestellt, dass Akupunktur als ergänzende Therapie bei Angina-pectoris-Symptomatik bei **Patienten mit koronarer Herzerkrankung (KHK)** nützlich sein könnte.[52]

Eine antiarrhythmische Wirkung durch die Stimulation von Pe6 wurde in Ratten- und Kaninchenmodellen durch Beeinflussung des Calciumstoffwechsels erklärt.[53,54]

In Bezug auf die Behandlung von Übelkeit sind bei Pe6 auch **antiemetische Effekte (sich Erbrechen)** bei Patienten mit **funktioneller Dyspepsie** beschrieben.[55]

Trotz der vielversprechenden Studienresultate ist die Akupunktur für diese Indikationen in der westlichen Schulmedizin, in den Richtlinien der Gesetzlichen Krankenkassen und in den Leitlinien-Empfehlungen der Fachgesellschaften noch nicht verankert.

Ein weiterer wichtiger Punkt ist Pe7 **大陵** (Dà Líng; "Großer Hügel"). Dieser Punkt wird häufig zur Behandlung von **Depressionen und Ängsten** angewendet.

Pe7 befindet sich an der Handfläche, in der Vertiefung zwischen den Handwurzelknochen.

Bei **milden Formen der Depression** scheint eine therapeutische Wirkung durch Behandlung von Pe7 erzielt zu werden.[56] Sonst könnte der Akupunkturpunkt zur lokalen Schmerztherapie beim **Karpaltunnelsyndrom** Anwendung finden.[57]

Auch hier gilt wie bei anderen Erkrankungen, dass vor solch einer ergänzenden alternativen Therapiemaßnahme der behandelnde Arzt bzw. Psychiater konsultiert werden sollte.

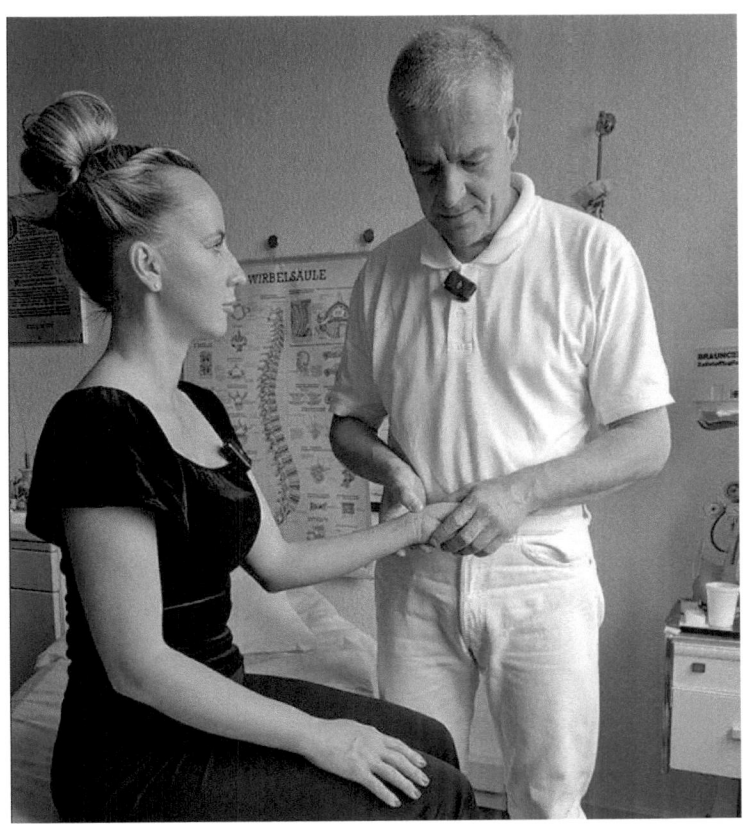

Abb. 21: Der Akupunkturpunkt Pe7 wird lokal bei Depressionen und Ängste und lokal beim Karpaltunnelsyndrom angewendet.

Kapitel 10: 3-Erwärmer-Meridian (三焦经, *Sānjiāojīng*)

Der Drei-Erwärmer-Meridian beschreibt Bereiche des Körpers, die als 'Erwärmer' bezeichnet werden und unterschiedliche Funktionen haben:

- **Oberer Erwärmer (Shang Jiao)**: Dieser Bereich umfasst das Herz und die Lunge und wird mit der Zirkulation von Luft und Qi sowie der Atmung in Verbindung gebracht.
- **Mittlerer Erwärmer (Zhong Jiao)**: Hierbei handelt es sich um den Bereich, der den Magen, die Milz und die Verdauungsprozesse umfasst.
- **Unterer Erwärmer (Xia Jiao)**: Dieser Bereich bezieht sich auf die Nieren und den unteren Teil des Verdauungstraktes und ist verantwortlich für Ausscheidung und Fortpflanzung.

Zwei wichtige Akupunkturpunkte des Drei-Erwärmer-Meridians sind der 3E5 外关 (Wài Guān; "Äußeres Tor") und 3E21 耳门 (Ěr Mén; "Tor des Ohres").

3E5 liegt an der Handgelenkaußenseite zwei Fingerbreit von der Handgelenkfalte entfernt.

Dieser Akupunkturpunkt findet praktische Anwendung bei **rheumatoider Arthritis.**

Es konnte gezeigt werden, dass Laserakupunktur von 3E5 bei Patienten mit rheumatoider Arthritis wirksam ist, indem es **oxidativen Stress und die Entzündungsaktivität reduziert.**[58]

Eine Metaanalyse aus 2022 hat außerdem gezeigt, dass 3E5 sich als vorteilhaft erweist, bei Rheuma-Patienten Schmerzen zu reduzieren und die **Lebensqualität zu verbessern,** so dass dies als „begleitende nicht-pharmakologische Behandlung in Rehabilitationsprogrammen" empfohlen wird.[59]

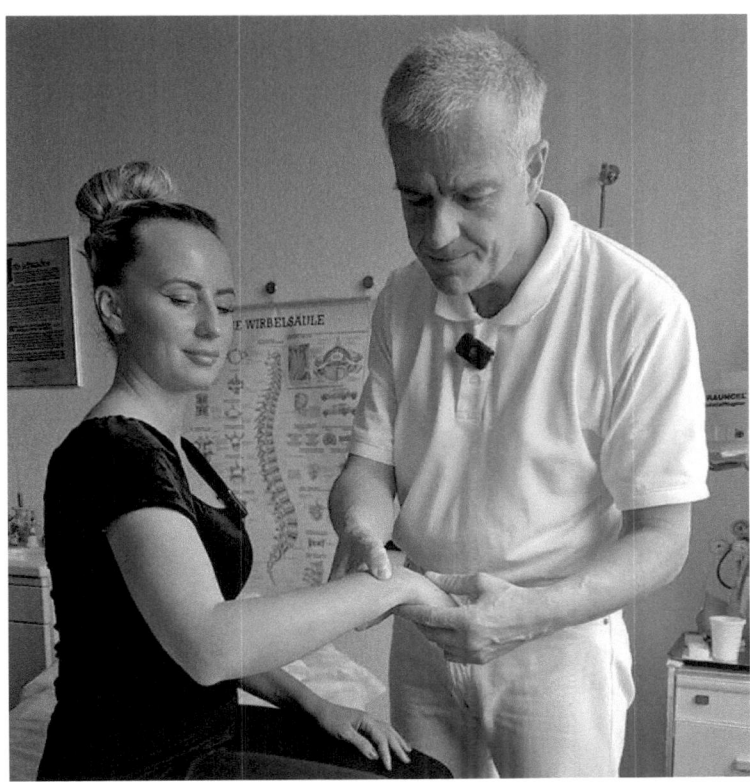

Abb. 22: Der Akupunkturpunkt 3E5 findet bei Rheuma-Patienten Anwendung, um Schmerzen zu reduzieren und Lebensqualität zu verbessern.

3E21 ist ein wichtiger Punkt, der bei geöffnetem Mund hinter dem Ohrläppchen liegt. Das Punktieren dieses Punktes mit einer Akupunkturnadel ist technisch anspruchsvoll. Die Punktion muss in diesem Bereich mit äußerster Vorsicht erfolgen und Bedarf einiger Praxis, da es dort für den Patienten sehr schmerzempfindlich ist und versehentlich schnell Nerven- oder kleinere Blutgefäße getroffen werden können, was gerade auch im Gesicht zu vorübergehend ästhetischen unerwünschten Resultaten führt.

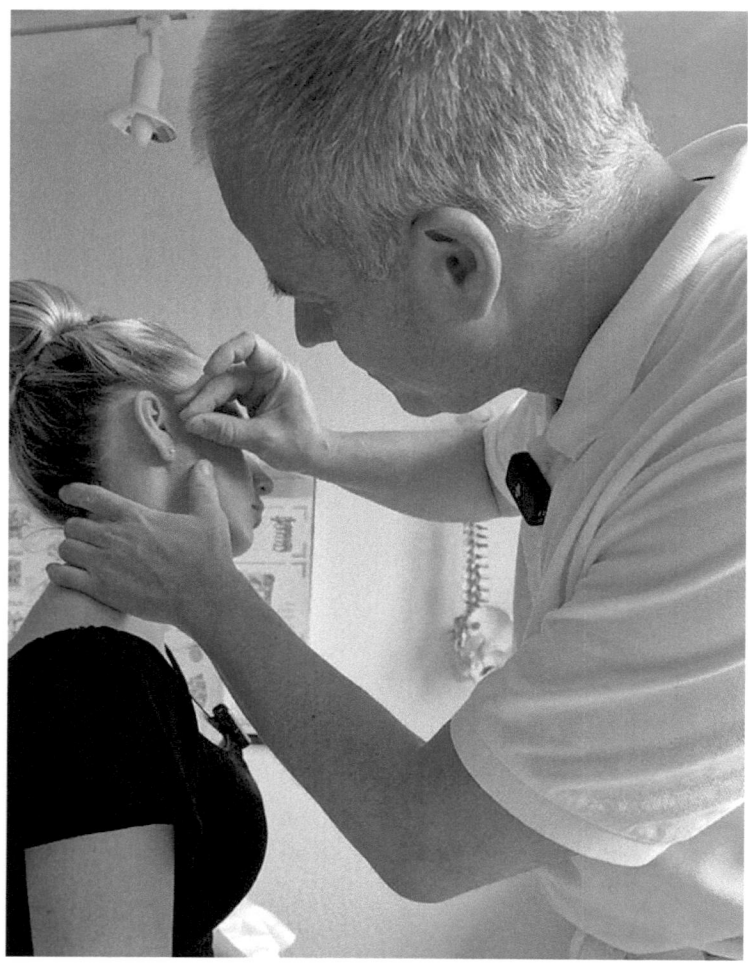

Abb. 23: Eine Nadel bei 3E21 ist von der Akupunkturtechnik nicht ein
fach zu setzen. Die Behandlung dieses Punktes hat eine auch
in Studien beschriebene Wirksamkeit bei Tinnitus.

3E21 wird zur Behandlung von **Tinnitus** verwendet. Tinnitus ist die
Wahrnehmung von Geräuschen in einem oder beiden Ohren oder im
Kopf, ohne dass eine äußere Schallquelle vorhanden ist. Die Geräusche

können sich als **Klingeln**, **Summen**, **Zischen**, **Pfeifen** oder sogar als **Brummen** äußern. Die Intensität und Art des Tinnitus variieren von Person zu Person: Manche nehmen ihn nur gelegentlich und leise wahr, während er bei anderen konstant und störend sein kann, was die **Lebensqualität erheblich beeinträchtigt.**

Neben anderen Akupunkturpunkten gilt 3E21 als ein wirksamer Punkt zur **Behandlung von idiopathischen** (Ursache bleibt unklar) und schweren chronischen **Tinnitusformen,** wie eine Studie aus 2020 und zwei Übersichtsarbeiten aus 2024 zeigen.[60,61,62]

Kapitel 11: Gallenblasenmeridian (胆经, Dǎnjīng)

Der Gallenblasenmeridian reguliert den Energiefluss im Körper und hilft bei der Bewältigung von Stress und Anspannung. Und wenn der ganze Stress einem sprichwörtlich auf den Schultern lastet, entstehen dort Probleme mit Verspannungen und Schmerzen.

Zwei wichtige Akupunkturpunkte des Gallenblasenmeridians sind in dem Zusammenhang Gb20 und Gb21.

Gb20 风池 (Fēng Chí; "Windteich") liegt zwischen den Ansätzen des Musculus trapezius (Trapezmuskel) und Musculus sternocleidomastoideus (Kopfwender) und wird zur Behandlung von **Spannungskopfschmerzen** angewendet.

Eine Auswertung von 112 wissenschaftlichen Veröffentlichungen mittels **Data-Mining-Technologie** aus dem Jahr 2024 offenbart, dass die Akupunktur von Gb20 wirksam zur Behandlung von Kopfschmerzen ist.[63]

Vor der Akupunkturbehandlung sollte allerdings auch eine ausführliche neurologische ggf. auch eine bildmorphologische Ursachenabklärung mittels CT bzw. MRT erfolgt sein, um gravierende Erkrankungen auszuschließen.

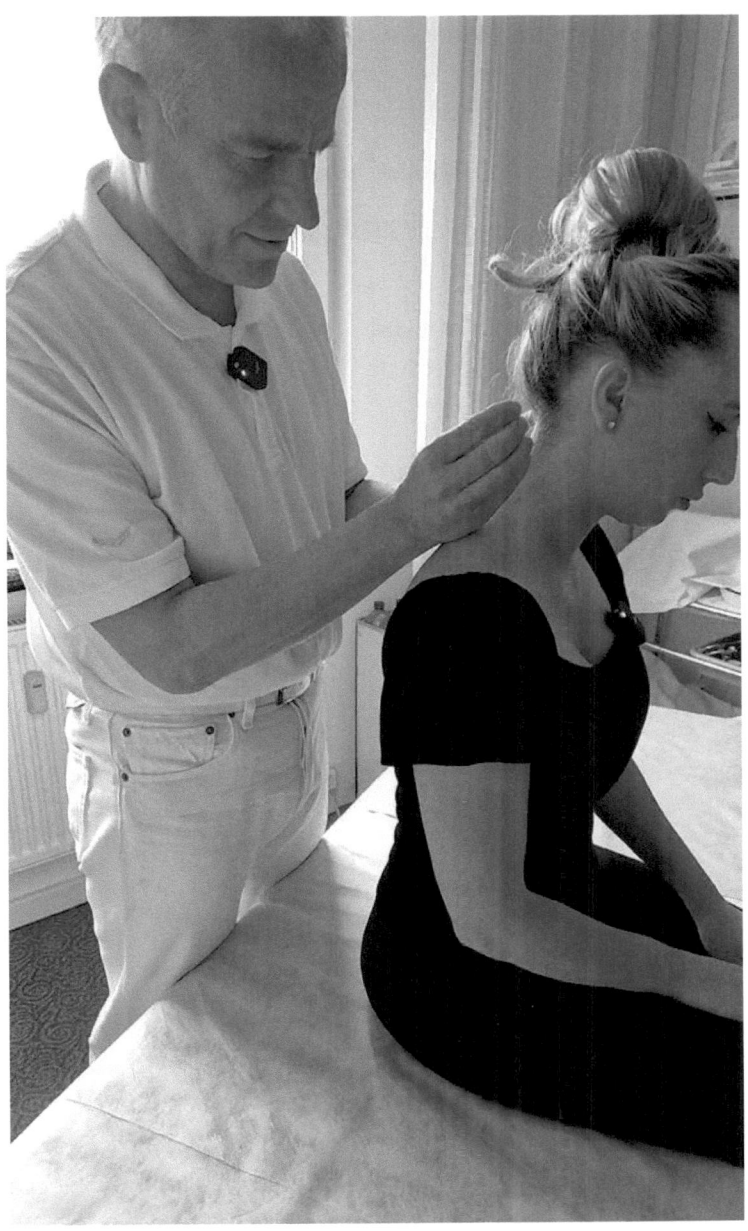

Abb. 24: Gb20 ist ein beliebter Akupunkturpunkt zur Behandlung von Spannungskopfschmerzen.

Gb21 肩井 (Jiān Jǐng; "Schulterbrunnen") ist ein wichtiger Punkt, der auf der Mitte zwischen Akromion (Knochenvorsprung des Schulterblattes) und unterhalb des Dornfortsatzes C7 liegt.

Dieser Akupunkturpunkt hilft bei **Schulter- und Rückenschmerzen.**

Nicht selten wird Gb21 zusammen mit Gb20 punktiert, werden also quasi wie **Geschwisterpunkte** behandelt.

Beim **Schulterimpingement (Engpasssyndrom)** hat sich Gb21 als sehr wirksam erwiesen, wie eine systematische Übersichtsarbeit und Metaanalyse aus dem Jahr 2024 aufzeigt.[64]

Selbst eine **LED-Lichtbestrahlung** dieses Akupunkturpunktes kann subjektive Symptome bei chronischen Nacken-/Schultermuskelschmerzen bzw. Steifigkeit verbessern.[65]

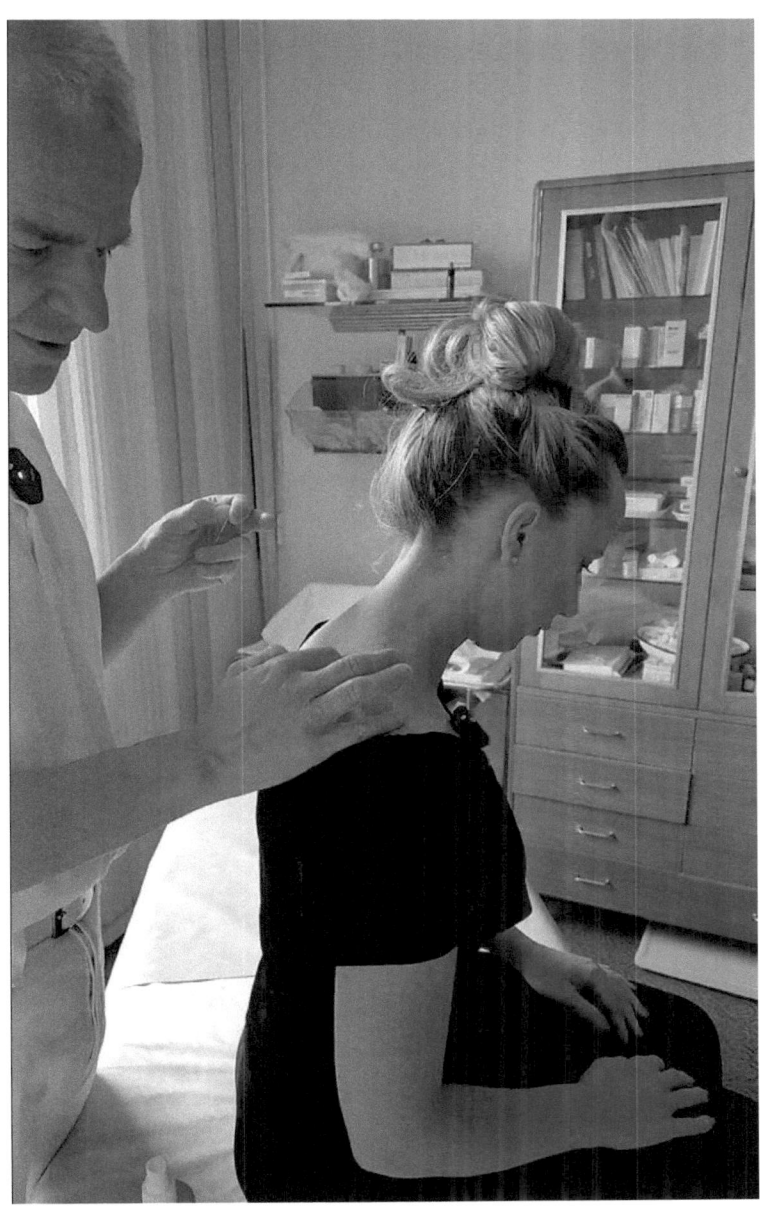

Abb. 25: Gb21 ist ein beliebter Akupunkturpunkt zur Behandlung
von Schulter- und Rückenschmerzen und wird wie ein
Geschwisterpunkt häufig zusammen mit Gb20 genadelt.

Kapitel 12: Lebermeridian (肝经, *Gānjīng*)

Der Lebermeridian beeinflusst auch die emotionale Gesundheit und kann bei der Bewältigung von Stress, Wut und Frustration helfen.

Zwei wichtige Akupressurpunkte des Lebermeridians sind Le2 und L3.

Le2 **大敦** (Dà Dūn; "Großes Bündel") liegt zwischen den Grundgelenken des 1. und 2. Zehs.

Le2 wird zur Behandlung von **Schlafstörungen und Stress** angewendet.

Zur Demonstration einer günstigen Beeinflussung von Akupunktur bei Schlafstörungen wurde eine Studie mit 60 ambulanten Patienten durchgeführt; dabei zeigte die Akupunktur-Gruppe, die u.a. Le2 und Le3 punktiert bekamen, im Vergleich zu einer Kontroll-Gruppe, die Benzodiazepin-Derivate appliziert bekam, einen signifikant besseren Therapieeffekt.[66]

Im fMRT-Untersuchungen zeigte eine Akupunktur-Gruppe von Le2 im Vergleich zu einer Schein-Akupunktur, dass **motorische Hirnareale, das Kleinhirn und das limbische System** (zentrale Rolle bei der Regulierung von Emotionen, Gedächtnis und Verhalten) aktiviert werden.[67]

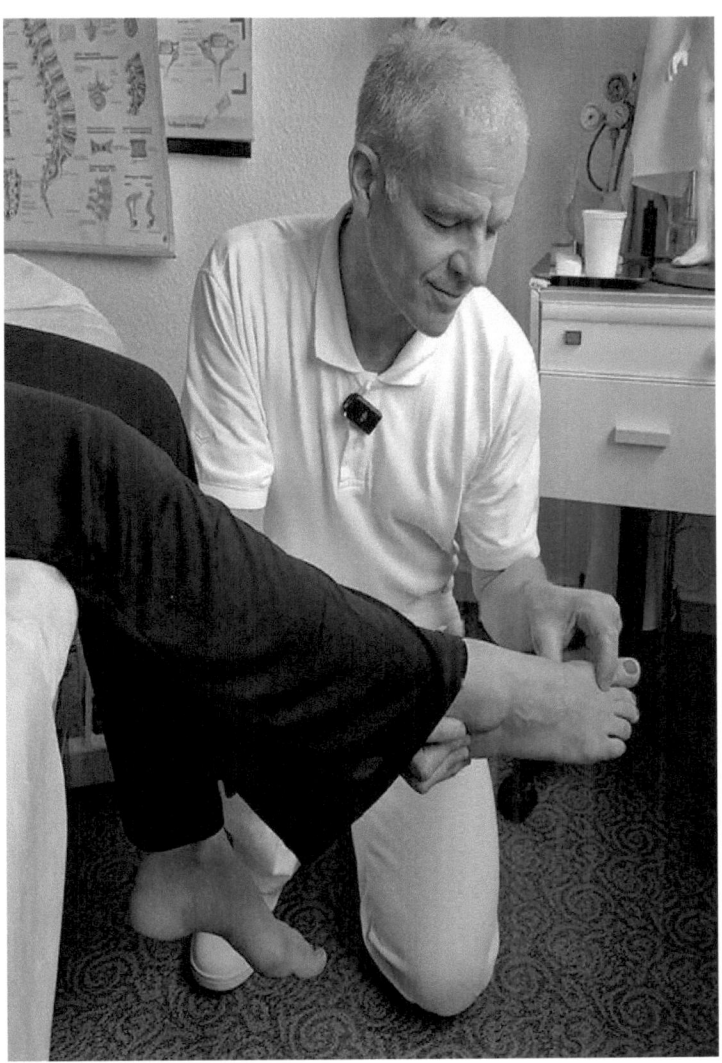

Abb. 26: Akupressur von Le2 kann bei Schlafstörungen und Stress eine Linderung beim Patienten herbeiführen.

Le3 **太冲** (Tài Chōng; "Großer Durchbruch") liegt etwa zwei Fingerbreit von der Zehenfalte des 1. und 2. Zehs aufwärts und ist ein weiterer wichtiger Punkt **bei Bluthochdruck und zur Entspannung** und wird deshalb manchmal auch gern als "Valiumpunkt" bezeichnet.[68]

Der Akupressurpunkt kann auch selbst durch sanftes aber festes Drücken und Massieren für Entspannung sorgen.

In einer Gruppe von mehreren Akupunkturpunkten scheint auch Le3 eine signifikante Wirkung zur Bluthochdruckbehandlung zu zeigen.[69]

Im Rattenmodell für Hypertonus konnte mittels **PET (Positronen-Emissions-Tomographie)** nach Akupunktur von Le3 ein reduzierter Glucosemetabolismus im motorischen, sensorischen und visuellen Kortex (Hirnrinde) mit gebesserter Blutdruck-Situation festgestellt werden.[70]

Vor Hypertoniebehandlung mittels Akupunktur sollte eine Abklärung sekundärer Bluthochdruckursachen erfolgen, um sich nicht einer notwendigen kausalen Therapie zu verschließen. Selbst wenn eine primäre, idiopathische arterielle Hypertonie vorliegt und diese nur symptomatisch mit Antihypertensiva behandelt wird, sollte ein Absetzen oder ein Reduzieren von Blutdruckmedikamenten nicht ohne Rücksprache mit dem behandelnden Arzt erfolgen.

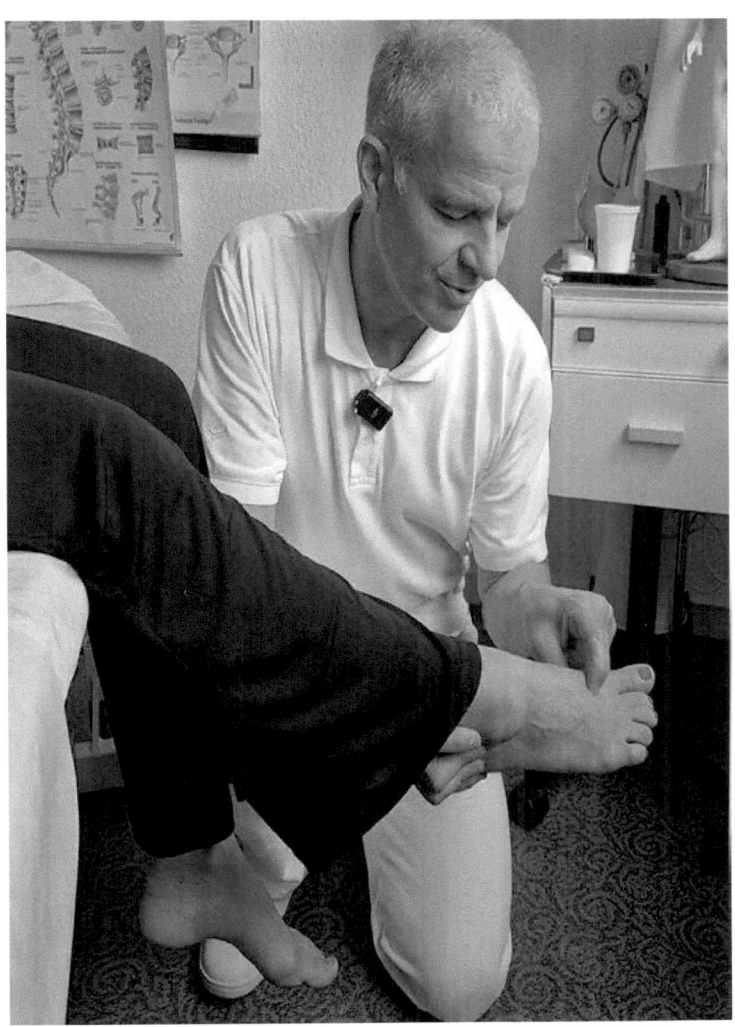

Abb. 27: Akupressur von Le3 dient zur Behandlung von Bluthochdruck und trägt zur Entspannung bei.

Kapitel 13: Konzeptionsgefäß (任脉, *Rèn Mài*)

Der Konzeptionsgefäßmeridian reguliert den Fluss von Qi und Blut im ganzen Körper.

Es gibt dazu zwei wichtige Moxibustionspunkte entlang des Ren-Meridians. Bei der Moxibustion wird **getrocknetes Beifußkraut (Artemisia vulgaris)** verbrannt und mit einem Abstand von ca. 2-4 cm von der Haut an den Akupunkturpunkten angewendet.

KG12 **气海** (Qì Hǎi; "Meer des Qi") liegt zwischen Bauchnabel und Brustbeinansatz.

Der Punkt wird zur Behandlung von **Magenbeschwerden** angewendet.

Besonders bei der **Refluxerkrankung (Sodbrennen)** scheint KG12 tatsächlich über den somatosympathischen Weg eine Muskelentspannung zu bewirken und die Magensäuresekretion zu hemmen.[55]

Allerdings wird empfohlen, vor einer Moxibustionsbehandlung von KG12 bei Magenbeschwerden eine ausführliche gastroenterologische Abklärung durchführen zu lassen.

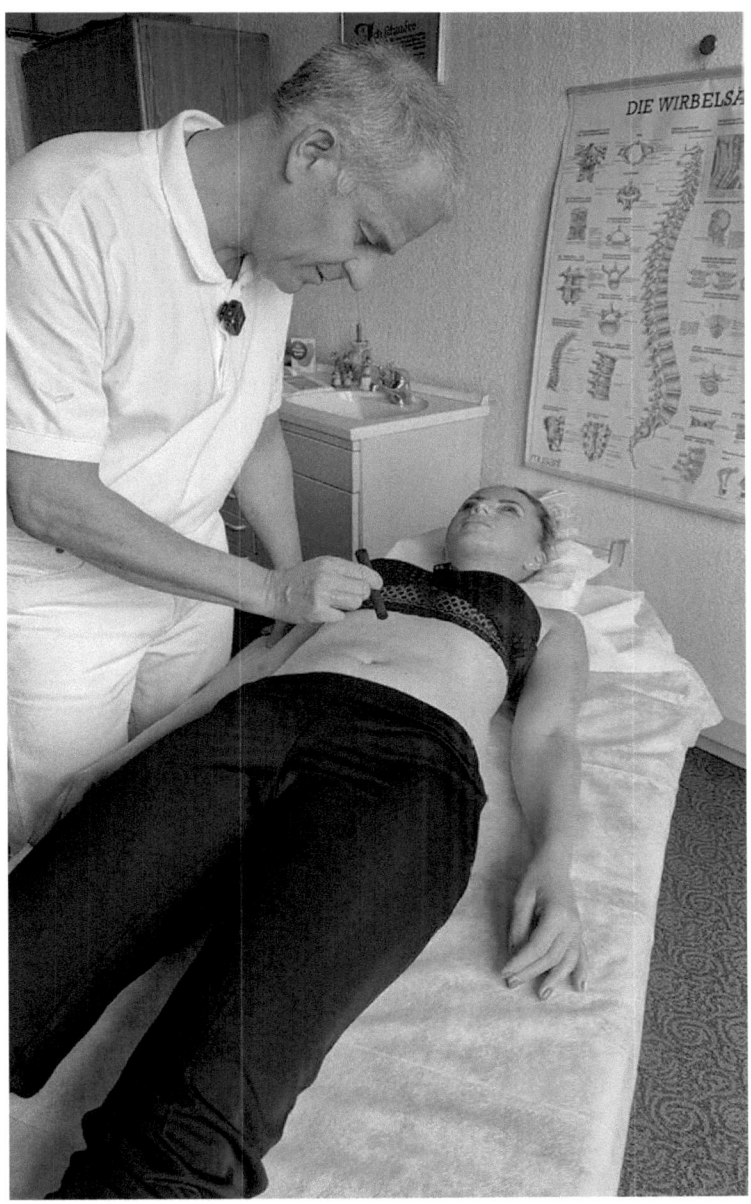

Abb. 28: Moxibustion von KG12 kann bei Magenbeschwerden eingesetzt werden.

KG17 商曲 (Shāng Qǔ; "Marktplatz") liegt am Ansatz des Brustbeines.

Der Punkt kann bei **Asthma und zur Entspannung des Solarplexus** helfen, daher wird er oft als **'Tranquilizer'** bezeichnet.[71]

Dieser Punkt, der auf dem Solarplexus (Brustbeinhöhe) liegt, sollte, wie auch bei KG12, am besten mit Moxibustion behandelt werden.

Vor Moxibustion an KG17 zur Behandlung von Asthma bronchiale sollte eine ausführliche pulmologische Abklärung erfolgt sein.

Der Punkt kann offenbar sowohl antidepressiv als auch kardioprotektiv (Herz-schützend) wirken.[72,73]

Den zugrundliegenden molekularen Mechanismen, wie die Behandlung von KG17 zu einer Besserung der Symptome beim Asthma bronchiale beiträgt, wurden im Rattenmodell untersucht. So zeigte sich eine reduzierte Expression des Botenstoffes Interleukin-4 und eine erhöhte Expression des Botenstoffes Interferon-γ, was zur Verringerung des Ausmaßes der Schädigung der Atemwegsepithelzellen beigetragen hat.[74]

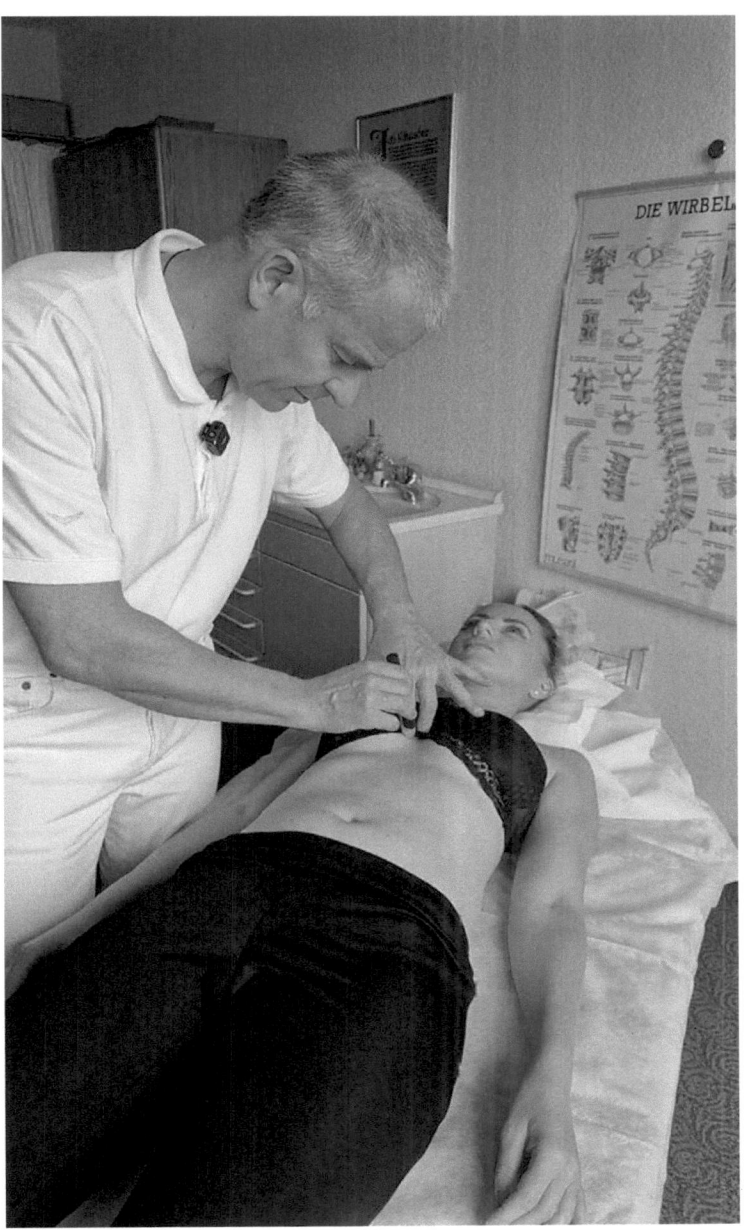

Abb. 29: Moxibustion von KG17 kann zur Linderung bei Asthma bronchiale beitragen.

Kapitel 14: Lenkergefäß (督脉, *Dū Mài*)

Das Lenkergefäß unterstützt das Immunsystem dabei, Krankheiten abzuwehren und die Gesundheit zu erhalten.

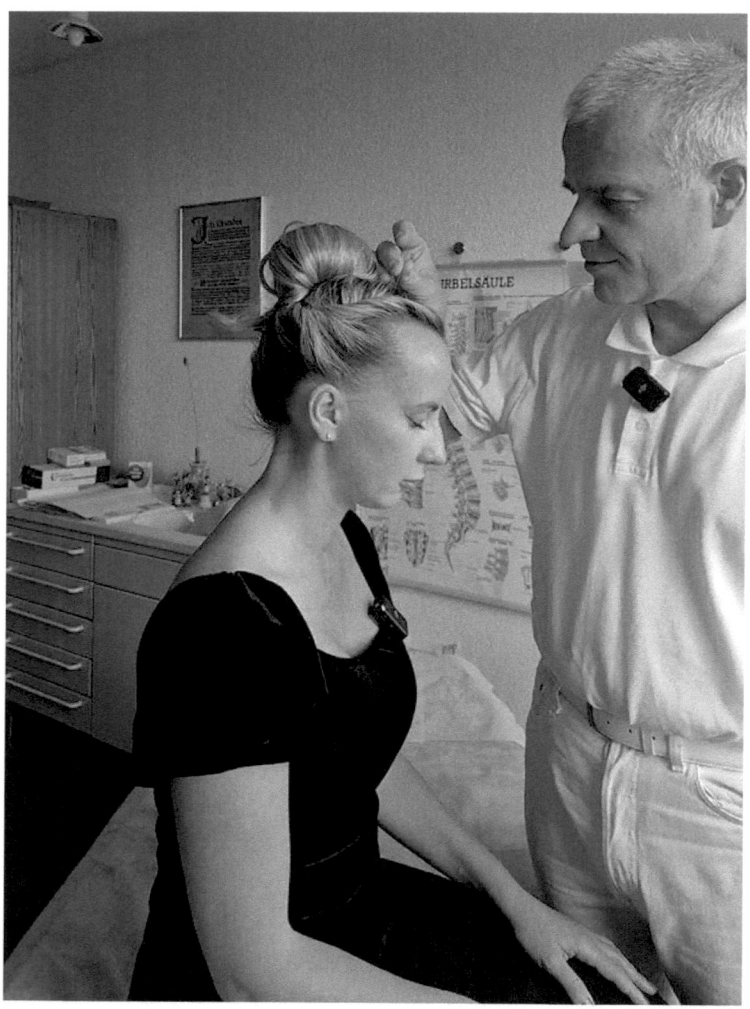

Abb. 30: LG20 ist ein zentraler Chakren- und Akupunkturpunkt. Diesem Punkt wird über den mTOR-Signalweg eine Langlebigkeitswirkung zugeschrieben.

Es gibt dazu zwei wichtige Akupunkturpunkte entlang des Du-Meridians.

LG20 百会 (Bǎi Huì; "Hundert Treffen") liegt in der Mittellinie der Schädelkalotte.

Dieser Punkt wird zur Behandlung von **Kopfschmerzen und als Entspannungshilfe bei psychosomatischen Beschwerden** angewendet. Es ist auch in der indischen Ayurvedamedzin ein **zentraler Chakrenpunkt** für den Energiefluss.

Die Stimulation dieses Punkts kann nachgewiesenermaßen zur Linderung von Spannungskopfschmerzen beitragen und scheint eine antioxidative, neuroprotektive (z.B. nach stattgehabtem Schlaganfall) und lebensverlängernde Wirkung (unter Einbeziehung des mTOR-Signalwegs) zu haben.[75,22,76,77]

LG26 人中 (Rén Zhōng; "Menschliche Mitte") liegt in der Mitte zwischen Nase und Oberlippe.

Es ist nach der TCM ein wichtiger Punkt zur Behandlung von **Notfällen wie Ohnmacht und Kollaps**.

Eine Übersichtsarbeit untersuchte dazu 15 randomisierte Kontrollstudien mit „Schock, Epilepsie, vaskulärer Demenz, Fieberkrämpfen bei Kindern, Zustand nach Vollnarkose, akuter Überlastung des unteren Rückens, funktionellem Harndrang und hartnäckigem Schluckauf" und kam zum Schluss, dass die Anwendung von Akupunkturpunkt LG26 effizient den Blutdruck zum Anstieg bringen und die Herzfrequenz während eines Wiedererwachens senken könnte.[78]

Aus kardiologischer Sicht sind diese vorgebrachten Ergebnisse äußerst kritisch zu sehen und mit Vorsicht zu genießen. Von daher wird in den geschilderten Situationen mit Schockzuständen dringend zu einer schulmedizinischen Herangehensweise geraten!

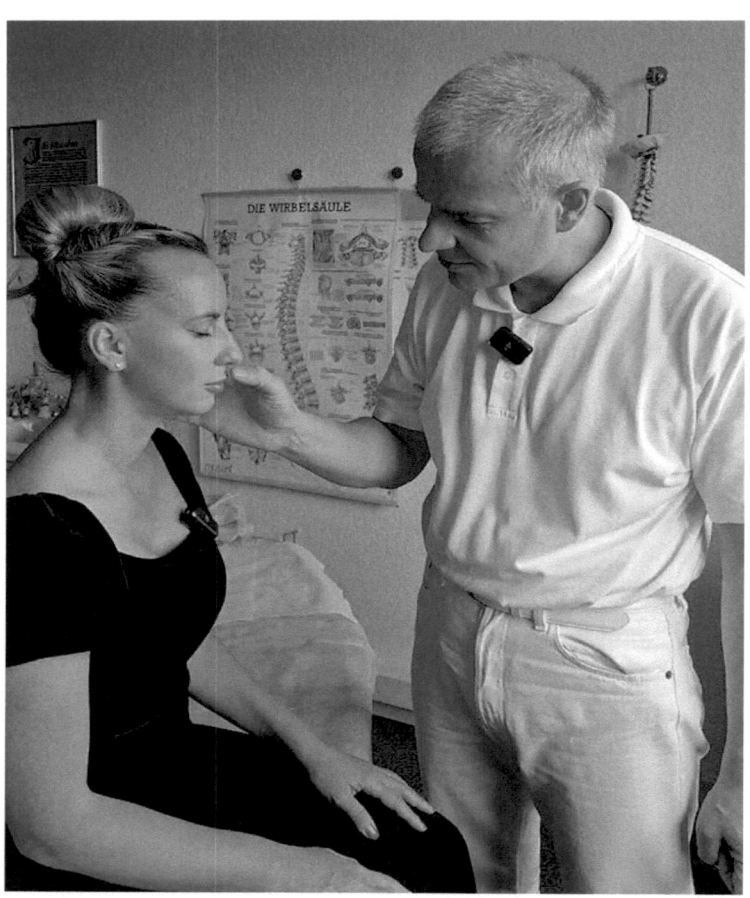

Abb. 31: Akupressur von LG26 soll nach der TCM in Notfällen wie
Ohnmacht und Kollaps wirksam sein. Aus kardiologischer Sicht
ist das schwer nachvollziehbar.

Epilog: Die Harmonische Melodie der Meridiane

Die Reise durch die 14 Meridiane und ihre repräsentativen Akupunkturpunkte enthüllt eine tiefgreifende Symphonie von Energie, Körper und Geist. Diese Bahnen, die traditionell als unsichtbare Lebensadern angesehen werden, verbinden unsere physischen und emotionalen Dimensionen mit der universellen Energie, die das Leben durchdringt. Die zwei exemplarischen Punkte jedes Meridians, die in diesem Buch erforscht demonstriert wurden, sind nicht nur Knotenpunkte der Vitalität, sondern auch Schlüssel zur inneren Balance.

Etymologisch stammt der Begriff „Meridian" aus dem lateinischen **„meridies"** für Mittag und wurde über das Konzept des höchsten Sonnenstandes auf geodätische und astronomische Linien übertragen. Aus der westlichen Wissenschaft wurde der Begriff damit entlehnt und metaphorisch auf die energetischen Leitbahnen der Akupunktur angewandt, um die Vorstellung eines systematischen, geordneten Energieflusses im Körper zu verdeutlichen.

In der TCM existiert das Konzept der **„Jīng Luò" (经络)**, das die Kanäle beschreibt, durch die die Lebensenergie **„Qì" (气)** fließt.

- **„Jīng" (经)** bedeutet „Hauptleitung" oder „Pfad".

- **„Luò" (络)** bedeutet „Netzwerk" oder „Verzweigung".

Die Ganzheitliche Bedeutung der 14 Meridiane

Die 14 Meridiane — bestehend aus den zwölf Hauptmeridianen und den zwei außerordentlichen Gefäßen, dem Ren- und Du-Meridian — repräsentieren ein umfassendes System, das den menschlichen Körper durchzieht. Jeder Meridian dient einem spezifischen Organ oder einer Funktion und spiegelt die tiefe Verbundenheit zwischen innerer und äußerer Welt wider.

- **Die zwölf Hauptmeridiane** stehen für die Balance zwischen Yin und Yang. Sie repräsentieren unsere physiologischen und psychischen Prozesse und schaffen die Grundlage für Gesundheit und Wohlbefinden.
- **Der Ren- und Du-Meridian**, die als Gouverneure der Energieflüsse gelten, bieten zusätzliche Stabilität und vervollständigen das Netzwerk des Energiegleichgewichts.

Wie bei den Bronze-Figuren aus der Antike wird heutzutage mit Hilfe von Akupunkturpuppen („Dummies") versucht, **den Nexus bzw. das Netzwerk der Meridiane** mit den verschiedenen Akupunkturpunkten im wahrsten Sinne des Wortes „begreiflich" zu machen.

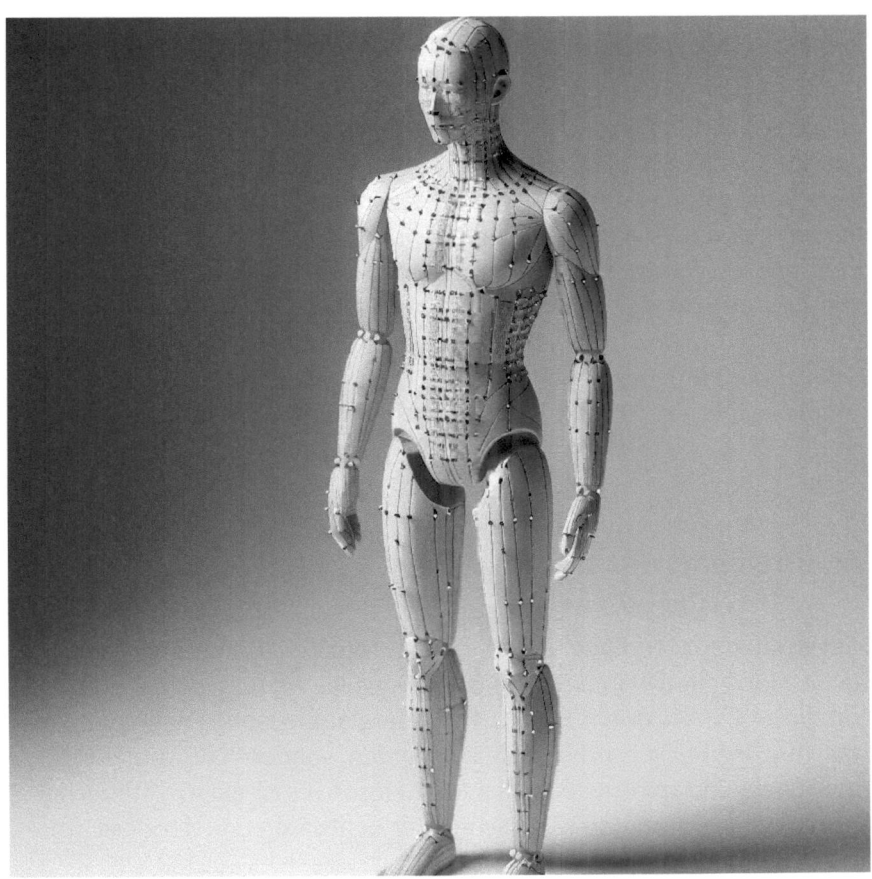

Abb. 32: Akupunkturpuppe zum „Begreifen", wie das Netzwerk der Meridiane verläuft und funktioniert.

Diese Meridiane arbeiten nicht isoliert. Sie sind wie ein Orchesternetzwerk, das nur dann harmonisch klingt, wenn alle Instrumente aufeinander abgestimmt sind.

Die Rolle der repräsentativen Punkte

Jeder der 14 Meridiane besitzt zahlreiche Akupunkturpunkte, aber die Auswahl von zwei Schlüsselpunkten pro Meridian erlaubt eine fokussierte Betrachtung ihrer Kraft und ihrer klinischen Anwendung. Diese repräsentativen Punkte wurden nicht nur wegen ihrer Bedeutung im traditionellen chinesischen Denken ausgewählt, sondern auch wegen ihrer breiten Einsatzmöglichkeiten in der Praxis.

Jeder dieser Punkte ist ein Fenster zur Gesundheit, ein Schlüssel, der die komplexe Energiearchitektur des Körpers zugänglich macht.

Die Botschaft der Meridianlehre

Die Lehren der Meridiane und Akupunkturpunkte erinnern uns daran, dass Heilung ein dynamischer und individueller Prozess ist. Die Stimulation dieser Punkte durch Akupunktur oder Akupressur bringt nicht nur Erleichterung bei körperlichen Beschwerden, sondern hilft uns auch, emotionale und spirituelle Blockaden zu lösen. Es ist ein ganzheitlicher Ansatz, der die Verbindung zwischen der sichtbaren und der unsichtbaren Welt würdigt.

Die Zukunft der Akupunktur und Meridianlehre

Die Integration der Meridianlehre in die moderne Medizin wächst stetig. Forschung und klinische Studien bestätigen zunehmend die Wirksamkeit der Akupunktur bei der Behandlung von Schmerzen, Stress und chronischen Erkrankungen. In einer Welt, die oft von Eile und Fragmentierung geprägt ist, bieten die Prinzipien der Meridiane ein Modell für Verbundenheit, Achtsamkeit und Ausgeglichenheit.

Vor der gezielten Behandlung von Krankheitszuständen mittels Akupunktur, Moxibustion und/oder Akupressur wird dringend empfohlen, eine gründliche fachärztliche Abklärung organbezogen durchzuführen.

Für die Anwendung sollte dann auch ein erfahrener TCM-Therapeut aufgesucht werden, um die richtige Indikation und   Sicherheit zu gewährleisten.

Mögen die Erkenntnisse aus diesem Buch Sie ermutigen, die Meridiane nicht nur als theoretisches Konzept zu betrachten, sondern als eine Einladung, sich selbst auf einer tieferen Ebene zu verstehen. Jeder Druckpunkt, jeder Nadelstich und jede bewusste Berührung ist ein Schritt hin zu einer harmonischen Verbindung mit sich selbst und der Welt.

Abschließend sei gesagt: Die Meridiane erzählen Geschichten, die in unserem Körper, Geist und Herzen eingraviert sind. Lassen Sie diese Geschichten zu einer Quelle der Inspiration und Transformation werden.

Möge Ihre Reise durch die Meridiane eine lebenslange Melodie der Gesundheit und des Wohlbefindens begleiten.

Literatur

1. Xie XD, Wang FY, Sun ZY, Lo PL, Kong KC, Xie NX. Petrological and Mineralogical Studies of the Sibin Bian-Stone, a Material for Making Acupuncture Tools in Ancient China. In: Proceedings of the 10th International Congress for Applied Mineralogy (ICAM). 2012;84:699-706.
2. Zhang WJ. The importance of oracle rejoining in the study of ancient characters and the history of the Shang Dynasty. *J Chin Writ Syst.* 2018;3(1):19-28.
3. Zhu J, Li J, Yang L, Liu S. Acupuncture, from the ancient to the current. *Anat Rec (Hoboken).* 2021;304(11):2365-2371.
4. Ke SX. The principles of health, illness and treatment - The key concepts from "The Yellow Emperor's Classic of Internal Medicine". *J Ayurveda Integr Med.* 2023;14(1):100637.
5. Lehmann H. Acupuncture in ancient China: How important was it really?. *J Integrat Med.* 2013;11(1):45-53.
6. Lu DP, Lu GP. An Historical Review and Perspective on the Impact of Acupuncture on U.S. Medicine and Society. *Med Acupunct.* 2013;25(5):311-316.
7. World Health Organziation. *WHO Global Report on Traditional and Complementary Medicine 2019.* 2019. World Health Organization.
8. Lin JG, Kotha P, Chen YH. Understandings of acupuncture application and mechanisms. *Am J Transl Res.* 2022;14(3):1469-1481.
9. Unschuld PU. In: Antike Klassiker der Chinesischen Medizin: Der vollständige chinesische Text mit kommentierter deutscher Übersetzung. *Cygnus Verlag München.* 2015:466.
10. Zhang L, Zhang QM, Wang YG, Yu DL, Zhang W. The TCM pattern of the six-zang and six-fu organs can be simplified into the pattern of five-zang and one-fu organs. *J Tradit Chin Med.* 2011;31(2):147-51.

11. Chapple W. Proposed catalog of the neuroanatomy and the stratified anatomy for the 361 acupuncture points of 14 channels. *J Acupunct Meridian Stud.* 2013;6(5):270-4.

12. Wheeler J, Coppock B, Chen C. Does the burning of moxa (Artemisia vulgaris) in traditional Chinese medicine constitute a health hazard? *Acupunct Med.* 2009;27(1):16-20.

13. Unschuld PU. In: Chinesisch | Lesen | Lernen: Eine Einführung in die Sprache und Thematik heutiger chinesischer zhongyi-Fachliteratur. *Cygnus Verlag München.* 1992;1:19.

14. Sun M, Geng G, Chen J, Ma X, Yan M, Liu X, Du J, Cai D, Zheng H, Zhao L, Liang FR. Acupuncture for chronic neck pain with sensitive points: study protocol for a multicentre randomized controlled trial. *BMJ Open.* 2019 ;9(7):e026904.

15. White AR, Rampes H, Liu JP, Stead LF, Campbell J. Acupuncture and related interventions for smoking cessation. *Cochrane Database Syst Rev.* 2014;2014(1):CD000009.

16. Wang YY, Liu Z, Wu Y, Zhang O, Chen M, Huang LL, He XQ, Wu GY, Yang JS. Acupuncture for Smoking Cessation in Hong Kong: A Prospective Multicenter Observational Study. *Evid Based Complement Alternat Med.* 2016;2016:2865831.

17. Wang YY, Liu Z, Chen F, Sun L, Wu Y, Yang JS, Fang JL. Effects of acupuncture on craving after tobacco cessation: a resting-state fMRI study based on the fractional amplitude of low-frequency fluctuation. *Quant Imaging Med Surg.* 2019;9(6):1118-1125.

18. Zhou W, Deng Q, Jia L, Zhao H, Yang M, Dou G, He Z, Guo W. Acute Effect of Transcutaneous Electroacupuncture on Globus Pharyngeus: A Randomized, Single-Blind, Crossover Trial. *Front Med (Lausanne).* 2020;7:179.

19. Pavão TS, Vianna P, Pillat MM, Machado AB, Bauer ME. Acupuncture is effective to attenuate stress and stimulate lympho-

cyte proliferation in the elderly. *Neurosci Lett.* 2010;484(1):47-50.

20. Yeom M, Ahn S, Hahm DH, Jang SY, Jang SH, Park SY, Jang JH, Park J, Oh JY, Lee IS, Kim K, Kwon SK, Park HJ. Acupuncture ameliorates atopic dermatitis by modulating gut barrier function in a gut microbiota-dependent manner in mice. *J Integr Med.* 2024;22(5):600-613.

21. Tao J, Zheng Y, Liu W, Yang S, Huang J, Xue X, Shang G, Wang X, Lin R, Chen L. Electro-acupuncture at LI11 and ST36 acupoints exerts neuroprotective effects via reactive astrocyte proliferation after ischemia and reperfusion injury in rats. *Brain Res Bull.* 2016;120:14-24.

22. Wu T, Kou J, Li X, Diwu Y, Li Y, Cao DY, Wang R. Electroacupuncture alleviates traumatic brain injury by inhibiting autophagy via increasing IL-10 production and blocking the AMPK/mTOR signaling pathway in rats. *Metab Brain Dis.* 2023;38(3):921-932.

23. Verma N, Rastogi S, Chia YC, Siddique S, Turana Y, Cheng HM, Sogunuru GP, Tay JC, Teo BW, Wang TD, Tsoi KKF, Kario K. Non-pharmacological management of hypertension. *J Clin Hypertens (Greenwich).* 2021;23(7):1275-1283.

24. Lin SS, Zhou B, Chen BJ, Jiang RT, Li B, Illes P, Semyanov A, Tang Y, Verkhratsky A. Electroacupuncture prevents astrocyte atrophy to alleviate depression. *Cell Death Dis.* 2023;14(5):343.

25. Oh JE, Kim SN. Anti-Inflammatory Effects of Acupuncture at ST36 Point: A Literature Review in Animal Studies. *Front Immunol.* 2022;12:813748.

26. Wang J, Wang IL, Hu R, Yao S, Su Y, Zhou S, Chen CH. Immediate Effects of Acupuncture on Explosive Force Production and Stiffness in Male Knee Joint. *Int J Environ Res Public Health.* 2021;18(18):9518.

27. Atalay SG, Durmus A, Gezginaslan Ö. The Effect of Acupuncture and Physiotherapy on Patients

with Knee Osteoarthritis: A Randomized Controlled Study. *Pain Physician.* 2021;24(3):E269-E278.

28. Landgraaf RG, Bloem MN, Fumagalli M, Benninga MA, de Lorijn F, Nieuwdorp M. Acupuncture as multi-targeted therapy for the multifactorial disease obesity: a complex neuro-endocrine-immune interplay. *Front Endocrinol (Lausanne).* 2023;14:1236370.

29. Gondim DV, Costa JL, Rocha SS, Brito GA, Ribeiro Rde A, Vale ML. Antinociceptive and anti-inflammatory effects of electroacupuncture on experimental arthritis of the rat temporomandibular joint. *Can J Physiol Pharmacol.* 2012;90(4):395-405.

30. Wang JJ, Wang Y, Liu Q, Wang Q, Liu P, Xu L, He L, Qiao HF. Rules of acupoint selection in treatment of inflammatory bowel disease with acupuncture-moxibustion based on complex network analysis. *Zhen Ci Yan Jiu.* 2024;49(3):315-323.

31. Liu J, Liu J, Wang XS, Li XX, Lin M, Liu JY, Zhang XF, Gao YB, Lu GT, She YF. Comparative study of different dosages of grain-sized moxibustion on uterine artery blood flow in patients with cold and dampness primary dysmenorrhea. *Zhen Ci Yan Jiu.* 2024;49(7):760-766.

32. Pang Y, Liu H, Duan G, Liao H, Liu Y, Feng Z, Tao J, Zou Z, Du G, Wan R, Liu P, Deng D. Altered Brain Regional Homogeneity Following Electro-Acupuncture Stimulation at Sanyinjiao (SP6) in Women With Premenstrual Syndrome *Front Hum Neurosci.* 2018;12:104.

33. da Silva MD, Guginski G, Werner MF, Baggio CH, Marcon R, Santos AR. Involvement of Interleukin-10 in the Anti-Inflammatory Effect of Sanyinjiao (SP6) Acupuncture in a Mouse Model of Peritonitis. *Evid Based Complement Alternat Med.* 2011;2011:217946.

34. Chen CJ, Yu HS. Acupuncture treatment of urticaria. *Arch Dermatol.* 1998;134(11):1397-9.

35. Liu SJ, Liu JT, Li JQ, Wang CC, Yu M, Guan ZQ, Wang L, Ma TM. Effect of acupuncture pretreatment of "Quchi"(LI11) and "Xuehai" (SP10) on mast cells and IL-33/ST2 in rats with urticaria. *Zhen Ci Yan Jiu.* 2023;48(4):311-6.

36. Park H, Yoo D, Kwon S, Yoo TW, Park HJ, Hahm DH, Lee H, Kim ST. Acupuncture stimulation at HT7 alleviates depression-induced behavioral changes via regulation of the serotonin system in the prefrontal cortex of maternally-separated rat pups. *J Physiol Sci.* 2012;62(4):351-7.

37. Seo SY, Moon JY, Kang SY, Kwon OS, Bang SK, Choi KH, Ryu Y. Acupuncture stimulation at HT7 as a non-pharmacological therapy for sleep disorder caused by caffeine administration in rats. *Acupunct Med.* 2021;39(6):691-699.

38. Fleckenstein J, Krüger P, Ittner KP. Effects of single-point acupuncture (HT7) in the prevention of test anxiety: Results of a RCT. *PLoS One.* 2018;13(8):e0202659.

39. Huang H, Zhong Z, Chen J, Huang Y, Luo J, Wu J, Liao H, Zhen E, Lin R, Fasmer OB, Wik G. Effect of acupuncture at HT7 on heart rate variability: an exploratory study. *Acupunct Med.* 2015;33(1):30-5.

40. Zhu XM, Liu YT. Analysis of Similarities and Differences of the Twelve Jing-Well Acupoints for Emergency. *J Acupunct Tuina Sci.* 2013;11(6):384-389.

41. Park J, White AR, James MA, Hemsley AG, Johnson P, Chambers J, Ernst E. Acupuncture for subacute stroke rehabilitation: a Sham-controlled, subject- and assessor-blind, randomized trial. *Arch Intern Med.* 2005;165(17):2026-31.

42. Liu Y, Wang Y, Mi C, Wang Z, Han Y, Qi X, Ding X. Efficacy of Acupuncture-Related Therapy for Migraine: A Systematic Review and Network Meta-Analysis. *J Pain Res.* 2024;17:1107-1132.

43. Chen SJ, Liu B, Fu WB, Wu SS, Chen J, Ran PC. A fMRI observation on different cererbral regions activated by acupuncture of

Shenmen (HT 7) and Yanglao (SI 6). *Zhen Ci Yan Jiu.* 2008;33(4):267-71.

44. Lee YT. Principle Study of Head Meridian Acupoint Massage to Stress Release via Grey Data Model Analysis. *Evid Based Complement Alternat Med.* 2016;2016:4943204.

45. Kim G, Kim D, Moon H, Yoon DE, Lee S, Ko SJ, Kim B, Chae Y, Lee IS. Acupuncture and Acupoints for Low Back Pain: Systematic Review and Meta-Analysis. *Am J Chin Med.* 2023;51(2):223-247.

46. Li YW, Li W, Wang ST, Gong YN, Dou BM, Lyu ZX, Ulloa L, Wang SJ, Xu ZF, Guo Y. The autonomic nervous system: A potential link to the efficacy of acupuncture. *Front Neurosci.* 2022;16:1038945.

47. Yang X, Xiong X, Yang G, Wang J. Effectiveness of Stimulation of Acupoint KI 1 by Artemisia vulgaris (Moxa) for the Treatment of Essential Hypertension: A Systematic Review of Randomized Controlled Trials. *Evid Based Complement Alternat Med.* 2014;2014:187484.

48. Dong B, Chen Z, Yin X, Li D, Ma J, Yin P, Cao Y, Lao L, Xu S. The Efficacy of Acupuncture for Treating Depression-Related Insomnia Compared with a Control Group: A Systematic Review and Meta-Analysis. *Biomed Res Int.* 2017;2017:9614810.

49. Goldman N, Chen M, Fujita T, Xu Q, Peng W, Liu W, Jensen TK, Pei Y, Wang F, Han X, Chen JF, Schnermann J, Takano T, Bekar L, Tieu K, Nedergaard M. Adenosine A1 receptors mediate local antinociceptive effects of acupuncture. *Nat Neurosci.* 2010;13(7):883-8.

50. XF, Hu HT, Li JS, Shang HC, Zheng HZ, Niu JF, Shi XM, Wang S. Is Acupuncture Effective for Hypertension? A Systematic Review and Meta-Analysis. *PLoS One.* 2015;10(7):e0127019.

51. Zhang X, Qiu H, Li C, Cai P, Qi F. The positive role of traditional Chinese medicine as an adjunctive therapy for cancer. *Biosci Trends.* 2021;15(5):283-298.

52. Huang X, Guo S, Li F, Tan X, Cai Q, Wang H, Chen P, Wang G, Ma X. Acupuncture as an Adjunctive Treatment for Angina Due to Coronary Artery Disease: A Meta-Analysis. *Med Sci Monit.* 2019;25:1263-1274.

53. Gao J, Zhao Y, Wang Y, Xin J, Cui J, Ma S, Lu F, Qin L, Yu X. Anti-arrhythmic effect of acupuncture pretreatment in the rats subjected to simulative global ischemia and reperfusion--involvement of intracellular Ca2+ and connexin 43. *BMC Complement Altern Med.* 2015;15:5.

54. Li J, Li J, Chen Z, Liang F, Wu S, Wang H. The influence of PC6 on cardiovascular disorders: a review of central neural mechanisms. *Acupunct Med.* 2012;30(1):47-50.

55. Takahashi T. Acupuncture for functional gastrointestinal disorders. *J Gastroenterol.* 2006;41(5):408-17.

56. Dilinuer Abulikemu, Wang Y, Zeng FC, Huang YW, Zhang AJ, Hu ZH. Study on the mechanisms of **acupuncture** combined with paroxetine in the treatment of mild to moderate depression based on DNA methylation analysis. *Zhen Ci Yan Jiu.* 2024;49(7):751-759.

57. Huh JH, Jeong HI, Kim KH. Effect of Manual Acupuncture for Mild-to-Moderate Carpal Tunnel Syndrome: A Systematic Review. *J Pharmacopuncture.* 2021;24(4):153-164.

58. Attia AM, Ibrahim FA, Abd El-Latif NA, Aziz SW, Elwan AM, Abdel Aziz AA, Elgendy A, Elgengehy FT. Therapeutic antioxidant and anti-inflammatory effects of laser acupuncture on patients with rheumatoid arthritis. *Lasers Surg Med.* 2016;48(5):490-7.

59. Li H, Man S, Zhang L, Hu L, Song H. Clinical Efficacy of Acupuncture for the Treatment of Rheumatoid Arthritis: Meta-

Analysis of Randomized Clinical Trials. *Evid Based Complement Alternat Med.* 2022;2022:5264977.

60. Kuzucu I, Karaca O. Acupuncture Treatment in Patients with Chronic Subjective Tinnitus: A Prospective, Randomized Study. *Med Acupunct.* 2020;32(1):24-28.

61. Lee KH, Kim MH, Kim J, Nam HJ. Acupuncture for Tinnitus: A Scoping Review of Clinical Studies. *Complement Med Res.* 2024;31(3):292-301.

62. Huang L, Fan Y, Lin R, Zhao Y, Mo Y, Luo S, Li Z. Investigating acupoint selection and combinations of acupuncture for primary idiopathic tinnitus using data mining. *Medicine (Baltimore).* 2024;103(12):e37107.

63. Shi JY, Li TT, Yang HT, Zhang S, An R, Mao L, Li Y, Li Q, Luan GY, Shen Y, Wang EL, Liu GH. Acupoints for Headache with Blood Stasis Syndrome: a Literature Study Based on Data Mining Technology. *J Pain Res.* 2024;17:2455-2471.

64. An SJ, Shin WC, Joo S, Cho JH, Chung WS, Song MY, Kim H. Effects of acupuncture on shoulder impingement syndrome: A systematic review and meta-analysis. *Medicine (Baltimore).* 2024;103(37):e39696.

65. Odagiri K, Yamauchi K, Toda M, Uchida A, Tsubota H, Zenba K, Okawai H, Eda H, Mizuno S, Yokota H. Feasibility study of a LED light irradiation device for the treatment of chronic neck with shoulder muscle pain/stiffness. *PLoS One.* 2022;17(10):e0276320.

66. He Q, Yang YF, Wu CL. A clinical trial of treatment of primary insomnia of patients with *qi*-stagnation constitution by shallow acupuncture combined with ear-acupoint pellet-pressing. *Zhen Ci Yan Jiu.* 2019;44(4):293-6.

67. Chae Y, Lee H, Kim H, Sohn H, Park JH, Park HJ. The neural substrates of verum acupuncture compared to non-penetrating placebo needle: an fMRI study. *Neurosci Lett.* 2009;450(2):80-4.

68. Bihlmaier S. In: Die Akupunktur: Lehrbuch | Bildatlas | Repetitorium. *KVM - Der Medizinverlag Berlin; 3. Ed.* 2020:185.

69. Li X, Chen F, Wang W, Liu Y, Han JQ, Ke Z, Zhu HH. Visual analysis of acupuncture point selection patterns and related mechanisms in acupuncture for hypertension. *Technol Health Care.* 2024;32(1):397-410.

70. Li J, Wang Y, He K, Peng C, Wu P, Li C, Lai X. Effect of Acupuncture at LR3 on Cerebral Glucose Metabolism in a Rat Model of Hypertension: A ^{18}F-FDG-PET Study. *Evid Based Complement Alternat Med.* 2018;2018:5712857.

71. Wang HR, Liu ZF, Yu TY, Zhang YQ, Jiao Y, Liu D, Guan Q, Xu YJ. YU Tian-yuan's experience in the clinical application of Danzhong (CV 17) for mental illness. *Zhongguo Zhen Jiu.* 2022;42(5):552-4.

72. Iravani S, Cai L, Ha L, Zhou S, Shi C, Ma Y, Yao Q, Xu K, Zhao B. Moxibustion at 'Danzhong' (RN17) and 'Guanyuan' (RN4) for fatigue symptom in patients with depression: Study protocol clinical trial (SPIRIT Compliant). *Medicine (Baltimore).* 2020;99(7):e19197.

73. Yu J, Jiang Y, Tu M, Liao B, Fang J. Investigating Prescriptions and Mechanisms of Acupuncture for Chronic Stable Angina Pectoris: An Association Rule Mining and Network Analysis Study. *Evid Based Complement Alternat Med.* 2020;2020:1931839.

74. Yu HM, Yang XF, Chen PB, Tang XY, DU DJ, Qin ZY, Long RJ. Effect of acupoint catgut embedding on p38 MAPK pathway in the lung tissue of asthmatic rats. *Zhen Ci Yan Jiu.* 2024;49(1):23-29.

75. Lu L, Wen Q, Hao X, Zheng Q, Li Y, Li N. Acupoints for Tension-Type Headache: A Literature Study Based on Data Mining Tech-

nology. *Evid Based Complement Alternat Med.* 2021;2021:5567697.

76. Wang W, Chen C, Wang Q, Ma JG, Li YS, Guan Z, Wang R, Chen X. Electroacupuncture pretreatment preserves telomerase reverse transcriptase function and alleviates postoperative cognitive dysfunction by suppressing oxidative stress and neuroinflammation in aged mice. *CNS Neurosci Ther.* 2024;30(2):e14373.

77. Yang Y, Deng P, Si Y, Xu H, Zhang J, Sun H. Acupuncture at GV20 and ST36 Improves the Recovery of Behavioral Activity in Rats Subjected to Cerebral Ischemia/Reperfusion Injury. *Front Behav Neurosci.* 2022;16:909512.

78. Hu XY, Trevelyan E, Chai QY, Wang CC, Fei YT, Liu JP, Robinson N. Effectiveness and safety of using acupoint Shui Gou (GV 26): A systematic review and meta-analysis of randomized controlled trials. *Acupuncture and Related Therapies.* 2015;3(1):1-10

Glossar